传统医药非物质文化遗产传承创新
教材系列

张氏经络收放疗法

- 丛书主编　柳明伟
- 本册主编　张喜钦
　　　　　　王　岩

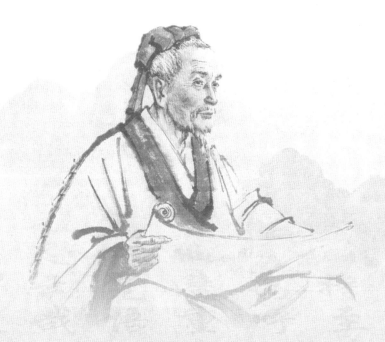

郑州大学出版社

图书在版编目(CIP)数据

张氏经络收放疗法 / 张喜钦，王岩主编. -- 郑州：
郑州大学出版社，2025. 5. -- (传统医药非物质文化遗
产传承创新丛书). -- ISBN 978-7-5773-1012-1

Ⅰ. R224.1

中国国家版本馆 CIP 数据核字第 2025VG8172 号

张氏经络收放疗法

ZHANGSHI JINGLUO SHOUFANG LIAOFA

策划编辑	李龙传		封面设计	曾耀东
责任编辑	白晓晓		版式设计	曾耀东
责任校对	刘 莉		责任监制	朱亚君

出版发行	郑州大学出版社		地 址	河南省郑州市高新技术开发区
经 销	全国新华书店			长椿路 11 号 (450001)
发行电话	0371-66966070		网 址	http://www.zzup.cn
印 刷	河南印之星印务有限公司			
开 本	787 mm×1 092 mm 1/16			
印 张	12		字 数	272 千字
版 次	2025 年 5 月第 1 版		印 次	2025 年 5 月第 1 次印刷

书 号	ISBN 978-7-5773-1012-1		定 价	49.00 元

本书如有印装质量问题,请与本社联系调换。

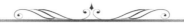

传统医药非物质文化遗产传承创新丛书
编纂委员会

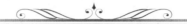

《张氏经络收放疗法》课题组

主　编　张喜钦　王　岩

副主编　王　冰　吴金魁　张晓丽

　　　　张　坤

编　委　（按姓氏笔画排序）

　　　　王玉林　吕峰彦　杨得光

　　　　范李阳　罗　彤　罗莹瑞

　　　　郭仁昭　黄　纬

出版说明

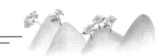

　　传统医药是中国优秀传统文化的重要载体，承载着悠久的历史与深厚的文化底蕴，在促进文明互鉴、维护人民健康等方面发挥着重要作用。习近平总书记指出："中医药是中华民族的瑰宝，一定要保护好、发掘好、发展好、传承好。"传统医药非物质文化遗产更是这一伟大宝库中的璀璨明珠。

　　南阳医学高等专科学校立足仲景故里，以传承和弘扬传统医药文化为己任，在全国高校率先建成传统医药非物质文化遗产传承创新中心。秉承"散是满天星，聚是一团火"的理念，发掘培育一批具有仲景特色的针法灸法、经筋推拿等传统医药非遗项目。发挥高等教育师生传承人培养优势，开启"非遗校园五进"（进学校、进专业、进课堂、进教材、进实训）特色育人模式，把以师承教育为主的传统传承模式与高等教育创新传承模式相结合，实现优势互补；发挥高等教育学术研究优势，不断丰富完善非遗技艺理论体系；发挥医学高等教育附属医院临床实践优势，丰富临床案例，总结经验规律，实现活态化传承。

　　该丛书编纂以弘扬中医药文化，传承非遗经典为主旨，是传统医药非物质文化遗产传承创新中心的又一重要成果。在编纂委员会的领导下，每一个非遗项目均组建了一支由校内外专家学者组成的高水平编纂团队，制订了详细的出版计划，第一期出版主要以教材为主。编纂过程中，始终坚持高标准、严要求，深入挖掘非遗项目的文化精髓和历史脉络，确保内容的全面性和准确性，为进一步推动传统医药非遗技术的传承与创新，服务人民健康，促进中医药传统文化在新时代繁荣发展和职教出海做出积极努力。

柳明伟

2024 年 12 月

前　言

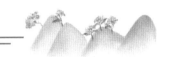

　　传统医药非物质文化遗产是五千年华夏文明的智慧结晶,具有久远的传承历史、丰富的实践经验和卓越的临床疗效。因此,保护好、发掘好、发展好、传承好传统医药非物质文化遗产对于赓续中华文脉、保障人民健康、增强文化自信具有十分重要的历史及现实意义。

　　张氏经络收放疗法是由河南中医张德文创立的,是一种在中医基础理论指导下,运用特有的手法点按穴位以治疗疾病的中医外治方法,是中医特色治疗的重要内容之一。在继承、总结《周易》阴阳学说和《黄帝内经》《难经》五行学说等理论和前人临床实践基础上,河南省洛阳市偃师区柏谷坞村张德文先生融合中医针灸、推拿等治疗方法以及各医家所长,形成了具有天人合一、整体辨证,重视气血、动中守衡,五行定穴、力专重效等独特流派特色的经络收放疗法。张氏经络收放疗法兼有传统针灸点穴术和推拿术两者之长。在临床具体操作中,该疗法是在人体特定部位施以特殊手法,这种手法类似于按摩又不同于按摩,类似于针灸而又不用针和灸,仅用医者的手指对患者施以点压推拿,从而达到防病治病的目的。

　　本书是传统医药非物质文化遗产传承创新系列丛书之一,系统总结了张氏经络收放疗法的理论基础和临床应用,涵盖了张氏经络收放疗法的必备基础知识、基本理论、基本技能、注意事项、临床应用等内容,分为张氏经络收放疗法流派特色与基础理论、常用腧穴、基本手法与操作要领、临床应用四章,内容丰富,详略得当,并配有主要施术方法的操作视频,实用性强。(注:文中部分文字描述与图中施术者的站位不相符,是为了展示穴位。)

　　本书依托河南省高等教育教学改革研究与实践重点项目:中医药职业教育非遗系统性保护路径研究(项目编号:2024SJGLX0687)而编写。本书除可供高等中医药院校中医学、针灸推拿学、中医骨伤科学、康复治疗技术、护理学等专业人员使用外,还是基层医疗机构、中医爱好者等人员的推荐参考书目。

　　在编写过程中,由于编者学术水平所限,书中难免存在不足之处,敬请各位读者提出宝贵意见,以利于再次修订和提高。

目 录

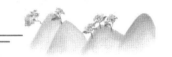

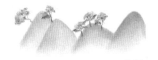

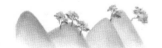

第一章
张氏经络收放疗法流派特色与基础理论

第一节 张氏经络收放疗法概要

张氏经络收放疗法是一种在中医基础理论指导下,运用特有的手法点按穴位以治疗疾病的方法,属于中医学外治法范畴,是中医特色治疗的重要内容之一。张氏经络收放疗法兼有传统针灸点穴术和推拿术两者之长。在临床具体操作中,该疗法是在人体特定部位施以特殊手法,这种手法类似于按摩又不同于按摩,类似于针灸而又不用针和灸,仅用医者的手指对患者施以点压推拿,从而达到防病治病的目的。

一、理论渊源与形成

张氏经络收放疗法的理论渊源,可以追溯到《周易》《黄帝内经》和《难经》。《周易》中阐述的阴阳学说和《黄帝内经》中论述的五行学说理论,是张氏经络收放疗法的哲学基础和生理病理学基础;而《难经》中的五行生克针刺理论则为该疗法奠定了直接的理论基础。

张氏经络收放疗法是由河南省洛阳市偃师区缑氏镇柏谷坞村张德文(1905—1984,字宗师)先生在继承、总结前人的理论和临床实践的基础上创立的,继而推广应用于临床。张德文先生在中医学阴阳五行学说、藏象学说、经络学说、腧穴理论、运气学说、天人相应理论基础上编著了《民间经络收放疗法》一书,该书提出了"十二经络立世全"的相关理论。这一理论把人体十二经络与气血循环系统结合起来,认为人体十二经脉循行路线上的某些关键穴位所管辖的血气,可以分为"骨血、筋血、皮血"三种,并与日、月、星三星及天、地、人三才相应。广义上讲,人体的血气可分为"日血""月血""星血"。而"日血"又同于"骨血","月血"又同于"筋血","星血"又同于"皮血"。医者在特定经络之腧穴处,施以不同的手法,以达到调理五脏六腑功能之阴阳平衡的目的,从而治疗疾病。

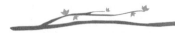

二、操作手法与分类

张氏经络收放疗法的操作手法分为"正骨""移血""收血""放血"四种。所谓"正骨",指将骨骼畸形矫正;所谓"移血",指通过调动其他部位血气来补充不足之处,以调理脏腑气血;所谓"收血",指补益不足之血气;所谓"放血",指祛除体内瘀滞之血气。收放,即补其不足、损其有余之意。而经络收放的具体手法则是手指点穴时顺时针方向旋转为收,逆时针方向旋转为放;上推为收,下捺为放;轻压为收,用力重点为放。临床应用时,还包括"日血""月血""星血"的经络收放,以及五行穴位的经络收放和五运六气的经络收放。

(一)日血、月血、星血经络收放作用

1. 收放日血(骨血)　收日血(骨血),能使左、右、上、下血液交换;放日血(骨血),能使全身血液上升。

2. 收放月血(筋血)　收月血(筋血),能使左、右、上、下血液交换;放月血(筋血),能使全身肌肉生长。

3. 收放星血(皮血)　收星血(皮血),能使全身血液调配;放星血(皮血),能使全身血液运转。

(二)五行穴位经络收放作用

根据木、火、土、金、水五行定位取穴,分别与肝、心、脾、肺、肾五脏相应,五脏又分别对应五脏气血,即肝血、心血、脾血、肺血、肾血(血均指气血),通过收放体表的五行穴位即可调理五脏的气血阴阳,从而达到防治脏腑疾病的目的。收放五脏血的作用如下。

1. 收放肝血　收肝血,能使脾血下降;放肝血,能使脾血上升。

2. 收放心血　收心血,能使肝血上升;放心血,能使肺血下降。

3. 收放脾血　收脾血,能使筋血调动;放脾血,能使肝血下降。

4. 收放肺血　收肺血,能使脾血上升;放肺血,能使心血安定。

5. 收放肾血　收肾血,能使脾血上升;放肾血,能使肝血下降。

(三)五运六气经络收放方法

肝、心、脾、肺、肾五脏分别与青、红、黄、白、黑五色及酸、苦、甘、辛、咸五味相应,又分别与胆、小肠、胃、大肠、膀胱相表里。十二经脉分别络属于脏腑。以上可总括为三阴三阳经络系统和五行系统。在张氏经络收放疗法中,根据这一基本原则,结合疾病的虚实寒热、体质的强弱、胖瘦等即可调理脏腑气血阴阳,从而达到临床治疗疾病的目的。在五运中常用的手法有金收(补法)、木放(泻法)、火收(补法)、水放(泻法)、土生长(平补平泻法)。

三、临床应用范围

就临床应用来讲,经络收放疗法主要用于治疗心脑病证(如失眠、眩晕、中风后遗

症)、脾胃病证(如胃痛)、气血津液病证(如消渴)、经络肢体病证(如三叉神经痛、颈椎病、肩关节病、腰痛、膝关节病、痿证)、妇科月经病(如痛经、闭经、月经先期、月经后期、月经过多、月经过少)等。

第二节　张氏经络收放疗法流派特色

经过一百多年的传承发展,张氏经络收放疗法在数代人的精诚实践积淀中,形成了天人合一、整体辨证,重视气血、动中守衡,五行定穴、力专重效等独特的流派特色。

一、天人合一,整体辨证

张氏经络收放疗法创始人张德文,深受《周易》影响。他根据《周易·序卦》之"有天地然后有万物,有万物然后有男女,有男女然后有夫妇,有夫妇然后有父子,有父子然后有君臣,有君臣然后有上下",遵从"天地"为始有,万物和人是后来衍生的"天人合一"观。同时,他认为《周易》整体系统宇宙观的天、地、人三才之道,即"三才思维"实为"天人合一"整体思维的基本形式之一。基于此,张德文提出了张氏经络收放疗法的"十二经络立世全"的理论,他把人体经络与气血循环结合起来,同时配以日、月、星和天、地、人,认为人体经络上某些关键的穴位所管辖的血和气可以分为骨血(日血)、筋血(月血)、皮血(星血),通过收放此三类血,可以达到调整脏腑阴阳平衡、疗病祛疾的目的。

张德文还认为,天人合一、神行合一的整体观念是中医药学的精髓所在。在此整体观念指导下,张德文把中医五行学说应用于疾病的临床诊治过程中,根据人体脏腑、经络之间存在的生克乘侮、表里络属等内在关系,并结合人之所处自然环境关系和社会环境变化,辨证论治相关疾病,多能收到良效。与此同时,在整体观念和辨证论治的基础上,张德文还重视风、寒、暑、湿、燥、火等外邪和喜、怒、忧、思、悲、恐、惊等情志因素与疾病发病的关系。他认为,在疾病的诊治过程中,调理精神情志也十分重要,并重视自身医德修为,身体力行"医乃仁术"之道,恩泽患者。

二、重视气血,动中守衡

气血是构成和维持人体生命活动的基本物质。张德文认为,气血是人体之至宝,人之生、长、病、老皆根植于气血的盛衰。而气血的运行又存在着对立与统一的关系,即气血平衡则机体健康,气血失衡则疾病发生。张氏经络收放疗法的核心就在于通过调理,促使机体达到相对平衡的状态。具体而言,气为血之帅,气能生血、行血、摄血;血为气之母,血能生气、载气。而气血的充盈根植于五脏六腑和经络的正常运行,所以气血平衡,则五脏六腑和经络能发挥正常功能;若气血失衡,则五脏六腑会出现病理变化。反之亦然,如果五脏六腑和经络受损,则必然会导致气血失衡。此外,气血的平衡并非静止不

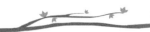

变的,而是始终处于运动状态的平衡之中。人之脏腑功能的正常发挥,需要气机的升降出入,血液的上下循环,所以气血在动态中保持平衡,方可维护机体脏腑和经络功能的正常发挥。因此,通过促进气血的平衡来达到人体健康的目标,是张氏经络收放疗法的关键所在。

三、五行定穴,力专重效

张德文认为,腧穴是人体脏腑经络之气血输注于体表的部位,临床选穴应精简有效,施术应力道均匀,否则必然影响疗效。张氏经络收放疗法以木、火、土、金、水五行定穴分位,分别对应于肝、心、脾、肺、肾五脏。治疗疾病时,依据患者具体的病情,以近部取穴、远部取穴和随证取穴为原则,选择不同木穴、火穴、土穴、金穴和水穴等,按照"金收、木放、火收、水放、土生长"的施术原则,通过不同的手法,给予收法和放法,以达到治疗不同疾病的目的。如在特定穴位上轻按三次为收骨血,重按四次为放骨血;在另外的特定穴位上,轻按两次为收筋血,重按四次为放筋血;在其他的特定穴位上,轻拿皮肉为收皮血,重拿皮肉为放皮血等,如此操作可使人体气血通畅,最终达到治疗疾病的目的。

第三节　五行学说

中医学发源于中国,有着数千年悠久历史,是中华优秀传统文化的重要组成部分,是中华人民长期同疾病斗争而形成的极为丰富的经验总结,是经过历代传承并不断发展创新的,为中华人民的保健事业和中华民族的繁衍昌盛做出了巨大的贡献。中医学传播到世界各地,对全人类的健康保健和疾病防治,产生了重要的影响,发挥了促进作用。中医基础理论是中医学的基本概念、基本知识、基本原理和基本规律的理论体系,是指导中医预防医学和临床医学的理论基础,包括中医学的哲学基础、中医学对正常人体的认识、中医学对疾病及其防治原则的认识等,其中核心思想是精气学说、阴阳学说和五行学说。这三种哲学思想对中医影响很大,渗透到中医各个领域,是中医学的哲学基础。张氏经络收放疗法的哲学基础是五行学说,它通过调节五行关系来维持脏腑生理功能的平衡,从而达到治疗疾病的目的。

五行学说,属于中国古代哲学理论范畴。五行学说是以木、火、土、金、水五种物质的特性及其"相生""相克"规律来认识世界、解释世界和探求宇宙规律的一种世界观和方法论。

五行学说,一般认为是从"五方说"和"五材说"等演化而来。早在殷商时期,先民们已经开始用"五方"观念来确定空间。"五材"是指水、火、金、土、木这五种生活和生产中最常见的物质。《左传·襄公二十七年》记载:"天生五材,民并用之,废一不可。""五行"是指木、火、土、金、水五种物质及其运动和变化。五行中的每一行代表一种功能属性,存在相生、相克两种关系,由于事物间的相生、相克,宇宙万物获得动态平衡,从而维持事物的生存和发展。五行学说认为世界是物质的,由木、火、土、金、水五种物质构成,宇宙间一切事物都可以按照五行特性进行分类,木、火、土、金、水的生克制化是宇宙间各种事物普遍联系、协调平衡的基本规律。

一、五行的基本概念、特性与归类

(一)五行的基本概念

五行,即木、火、土、金、水五种物质及其运动和变化。"五",指由木、火、土、金、水等构成世界的五种物质;"行",指这五种物质的运动和变化。如《尚书正义》说:"言五者,各有材干也。谓之行者,若在天,则为五气流注;在地,世所行用也。"五行已超越木、火、土、金、水的具体物质,用来代表五种物质属性。

人类对五行的认识,是经历了一个漫长的过程,随着人类不断进化,逐步形成和完善起来的。早在一百多万年前,人类就知道用火。《尚书·洪范》记载的"五行,一曰水,一曰火,一曰木,一曰金,一曰土。水曰润下,火曰炎上,木曰曲直,金曰从革,土爰稼穑",对五行特性进行了经典性阐释。五行已从木、火、土、金、水五种具体物质中抽象出来,上升到哲学的层面,使五行特性从哲学高度得到了抽象概括,并利用五行属性对各种事物进行归类。随着对自然现象的观察与推理,人们逐渐认识到木、火、土、金、水五种物质之间存在着既"相生"又"相克"的关系。"相生""相克"规律作为阐释各种事物普遍联系的基本法则,从而形成五行学说。

(二)五行的特性

五行的特性,是古人在长期的生活和生产实践中,对木、火、土、金、水五种基本物质的直接观察和朴素认识的基础上,进行抽象而逐渐形成的理性概念,是识别各种事物五行属性的基本依据。

1. 木的特性 木曰曲直。曲,弯曲;直,伸直。曲直,指树木枝条具有生长、升发、柔和,能屈能伸的特性。引申为凡具有生长、升发、条达、舒畅等性质或作用的事物和现象,归属于木。

2. 火的特性 火曰炎上。炎,焚烧;上,上升。炎上,指火具有温热、上升的特性。引申为凡具有温热、向上、明亮、升腾等性质或作用的事物和现象,归属于火。

3. 土的特性 土爰稼穑。爰,通"曰";稼,种植谷物;穑,收获谷物。稼穑,泛指人类种植和收获谷物的农事活动。引申为凡具有承载、受纳、生化等性质或作用的事物和现象,归属于土。

4. 金的特性 金曰从革。从,由也;革,变革。从革,说明金是通过变革而产生的。绝大多数的金属都是由矿石经过冶炼产生的。矿石属土,金是由土变革而成的,故有"革土生金"之说。引申为凡具有沉降、肃杀、收敛、变革等性质或作用的事物和现象,归属于金。

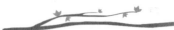

5. 水的特性　水曰润下。润，即潮湿、滋润、濡润；下即向下、下行。润下，指水具有滋润、下行的特性。引申为凡具有滋润、下行、寒冷、闭藏等性质或作用的事物和现象，归属于水。

（三）五行的归类

依据五行各自的特性，对事物和现象进行归类的方法，主要有取象比类法和推演络绎法两种。

1. 取象比类法　是指将物象特征抽象并推论出其五行归属的思维过程。"取象"，即是从事物中找出最本质的特有征象；"比类"，是通过比较而归类，以五行抽象属性为基准，与事物属性相比较，确定其五行归属。事物属性与土的特性相类似，则归属于土；与金的特性相类似，则归属于金；其他以此类推。五行学说对人体来说，即是将人体的各种组织和功能，归结为以五脏为中心的五个生理病理系统。五脏配属五行，肝主升发属于木，心主温煦属于火，脾主运化属于土，肺主肃降属于金，肾主纳气属于水。

2. 推演络绎法　根据已知某些事物的五行归属，推演归纳其他与之相关的事物，从而确定这些事物的五行归属。如已知肝属木，由于肝合胆、主筋，其华在爪、开窍于目、在志为怒，因此可推演络绎胆、筋、爪、目、怒，皆属于木；同理，已知心属火，小肠、脉、面、舌、喜与心相关，故亦归属于火；已知脾属土，胃、肌肉、唇、口、思与脾相关，故亦归属于土；已知肺属金，大肠、皮肤、鼻、悲与肺相关，故亦归属于金；已知肾属水，膀胱、骨、发、耳、二阴、恐与肾相关，故亦归属于水。

五行学说将人体生命活动与自然界的事物和现象联系起来，形成五行系统，以此说明人体本身以及人与环境之间的统一性（表 1-1）。

表 1-1　事物属性的五行归类

自然界							五行	人体						
五音	五味	五色	五化	五气	五方	五季		五脏	五腑	五官	五体	五志	五声	变动
角	酸	青	生	风	东	春	木	肝	胆	目	筋	怒	呼	握
徵	苦	赤	长	暑	南	夏	火	心	小肠	舌	脉	喜	笑	忧
宫	甘	黄	化	湿	中	长夏	土	脾	胃	口	肉	思	歌	哕
商	辛	白	收	燥	西	秋	金	肺	大肠	鼻	皮毛	悲	哭	咳
羽	咸	黑	藏	寒	北	冬	水	肾	膀胱	耳	骨	恐	呻	栗

二、五行学说的基本内容与应用

（一）五行学说的基本内容

五行学说的基本内容包括两个方面：一是五行生克制化的正常规律，二是五行生克的异常变化。

1.五行的相生、相克和制化　五行生克制化,是在正常状态下五行系统所具有的自我调节机制。木、火、土、金、水不是孤立的、静止的,而是存在有序的"相生""相克"与制化关系,从而维持宇宙万事万物之间的动态平衡与稳定,使事物生生不息。

(1)五行相生:五行相生是指五行之间有序地递相资生、助长和促进。五行相生的次序为木生火、火生土、土生金、金生水、水生木。钻木取火,木生火;火焚为土,火生土;金生土中,土生金;金熔为水,金生水;木赖水滋,水生木。五行中的相生关系,其中任何一行既具有"生我"的关系,又具有"我生"的关系。《难经》将相生关系称为"母子"关系。其中,"生我"者为母,"我生"者为子。五行相生,实际上是五行中的某一行对其子行的资生、促进和助长。以土为例,火生土,土生金,故"生我"者为火,"我生"者为金,故火为土之母,金为土之子。其余亦依次类推(图1-1)。

(2)五行相克:五行相克是指五行之间有序的间隔递相克制、制约的关系。五行相克次序为木克土、土克水、水克火、火克金、金克木。土得木则达,木克土;水得土而绝,土克水;火得水则灭,水克火;金得火则缺,火克金;木得金而伐,金克木。五行中的相克关系,其中任何一行既具有"克我"的关系,又具有"我克"的关系。《黄帝内经》把相克关系称为"所胜"和"所不胜"的关系。"克我"者为我之"所不胜","我克"者为我之"所胜"。以土为例,由于木能克土,木为土之"所不胜",土为木之"所胜"。余可类推(图1-1)。

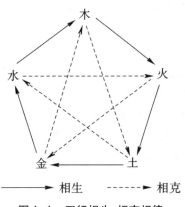

图1-1　五行相生、相克规律

　　五行的这种生克关系如环无端,往复无穷,并维持着五行结构系统的平衡与稳定,促进着事物的生生不息。生克规律是一切事物发展变化的正常现象,在人体则是正常的生理状态。相生和相克是不可分割的。没有生,则事物无从产生和成长;没有克,事物无制约则过分亢盛产生危害。生中有克,克中有生,相互生化,相互制约,才能维持事物的动态平衡和不断变化发展。五行系统间通过复杂的调控机制,防止自身某些方面的太过及不及,从而保证了生克之间的动态平衡。五行学说用这一理论来说明自然界气候的正常变化和自然界的生态平衡以及人体的生理活动。

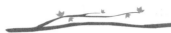

2. 五行的相乘、相侮和母子相及　五行相乘、相侮实际上是指五行之间克制关系的异常现象，母子相及是五行之间的相生关系的异常变化。

(1)五行相乘：乘，凌也，即欺负之意。五行相乘是指五行中一行对其所胜一行的过度制约或克制，即相克太过，超过正常制约的程度，使事物之间失去了正常的协调关系。相乘的次序与相克相同，即木乘土、土乘水、水乘火、火乘金、金乘木，但被克者更加虚弱。导致五行相乘的原因有"太过"和"不及"两个方面。

太过所致的相乘：指五行中任何一行本身过度亢盛，对所胜一行进行超过正常限度的克制，引起所胜一行的虚弱。太过所致的相乘即恃强凌弱，其结果为引起所胜一行的虚弱。以金克木为例，正常情况下金克木，如金气过于亢盛，对木克制太过，木处于正常水平，但难以承受金的过度克制，两者之间失去原来的平衡状态，则金持己之强对木克制太过，导致木的衰弱、不足。这种相乘现象称为"金旺乘木"。

不及所致的相乘：指五行中任何一行过于虚弱，难以抵御所不胜一行的正常克制，所不胜一行相对亢盛，其结果使本身衰弱的一行更加不足。以金克木为例，正常情况下，金能制约木，若木气过于不足，金虽然处于正常水平，木仍难以承受木的克制，因而导致金克木的力量相对增强，使木更显不足。两者之间失去了原来的平衡状态，则金乘木之虚而克之，结果使木更虚，称为"木虚金乘"。

"相克"和"相乘"在作用次序上是一样的，但在本质上是有区别的。前者是正常情况下的制约关系，后者是异常情况下的制约关系，不称"克"而称"乘"。在人体中，前者为生理现象，而后者则为病理表现。

(2)五行相侮：侮，即欺侮、欺凌之意。相侮是指五行中的任何一行对其所不胜一行的反向制约和克制，又称"反克""反侮"。五行相侮的次序是木侮金、金侮火、火侮水、水侮土、土侮木。导致五行相侮的原因亦有"太过"和"不及"两个方面。

太过所致的相侮：是指五行中的所胜一行过于强盛，使原来克制它的一行，不仅不能克制它，反而受到反向克制，即对所不胜一行进行反克。如木气过于亢盛，则出现"木反侮金"的逆向克制现象，这种现象称为"木亢侮金"。

不及所致的相侮：是指五行中所不胜一行过于虚弱，不仅不能制约其所胜的一行反而受到其所胜一行的反向克制。如正常情况下，木克土，土克水，但由于土过度衰弱时，则不仅木来乘土，而且水也会因土的衰弱而"反克"之，这种现象称为"土虚水侮"。

总之，五行的相乘和相侮，都是五行之间失去平衡时异常相克现象，两者之间既有区别又有联系。其主要区别是，相乘是按五行的相克次序发生，相侮是与五行相克次序相反的反克现象。两者之间联系是，相乘和相侮同时发生，密切相关，是一个问题的两个方面。正如《素问·五运行大论》所载："气有余，则制己所胜而侮所不胜。其不及，则己所不胜侮而乘之；己所胜，轻而侮之。"

(3)五行母子相及：五行母子相及属于相生关系的异常变化，包括母病及子和子病及母两种情况。

母病及子：指五行中的某一行异常，必然累及其子行，导致母子两行皆异常。其与相生次序一致。如肾病及肝,即属母病及子。

子病及母:指五行中的某一行异常,累及其母行,终致子母两行皆异常。其传变方向与相生次序相反。如肝病及肾,即属子病及母。

总之,五行相生相克及其制化,是自然界事物间和人体协调发展的正常状态,必须注意顺应和维持;而五行的相乘、相侮及母子相及,是自然界和人体失去平衡的异常状态,应当避免和纠正。

(二)五行学说在中医学中的应用

在中医学领域中,五行学说构建以五脏为中心的五脏系统,不仅可作为阐释中医学理论的主要依据,而且还具有指导临床诊断、治疗和养生康复的实践价值,在张氏经络收放疗法中更具有重要的指导作用。五行学说主要是运用五行的特性来分析和归纳人体脏腑、经络的五行属性,以及自然界病因学中各种要素的五行属性;运用五行的生克规律来阐述脏腑、经络生理功能,特别是人体五脏之间的关系,即五脏之间存在着既相互资生又相互制约的关系;运用五行乘侮及母子相及来说明疾病的发生发展规律。

1. 说明脏腑生理功能及其相互关系

(1)阐释五脏生理功能:中医学根据五行特性,取象比类,将五脏分别归属于五行,以五行的特性来说明五脏的生理功能。如木有生长、生发、舒畅的特性,肝气喜条达而恶抑郁,故肝属木;火有温热向上的特性,心阳有温煦的功能,故心属火;土有生化万物的特性,脾有运化水谷的功能,故脾属土;金有沉降、肃杀的特性,肺主呼吸,以肃降为顺,故肺属金;水有滋润、下行的特性,肾具有藏精、主水的功能,故肾属水。

(2)构建天人一体的五脏系统:五行学说以五行特性确定五脏的五行属性,在五脏配属五行基础上,将形体、官窍、情志等分归于五脏,构建以五脏为中心的生理系统。同时,又将自然界的五方、五气、五化、五色、五味等与五脏联系起来,将人体与自然界联系在一起,形成五脏一体、天人一体的五脏系统,为中医藏象学说的理论基础。以肝为例,有"东方生风,风生木,木生酸,酸生肝,肝生筋……肝主目"(《素问·阴阳应象大论》),又有"东方青色,入通于肝,开窍于目,藏精于肝,其病发惊骇,其味酸,其类草木……是以知病之在筋也"(《素问·金匮真言论》)。这样把自然界的东方、春季、青色、风气、酸味等与肝联系起来,从而构建出天人一体的整体观念,反映出人与自然环境的统一性。

(3)五脏之间相互关系:五脏的功能活动不是孤立的,而是互相联系的,存在着既相互资生又相互制约的关系。

用五行相生说明五脏间的相互资生关系。木生火,即肝生心,肝木济心火,肝之疏泄以助心行血;火生土,即心生脾,心阳温煦脾土,助脾运化;土生金,即脾生肺,脾土助肺金,脾转输精微以充肺金;金生水,即肺生肾,肺金养肾水,肺气肃降以助肾纳气;水生木,即肾生肝,肾水滋肝木,肾藏精滋养肝血。

用五行相克说明五脏间的相互制约关系。水克火,即肾水能制约心火,如肾水上济于心,可以防止心火亢盛;火克金,即心火能制约肺金,如心火的温煦有助于肺气宣发,可

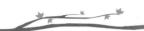

抑制肺气清肃太过;金克木,即肺金能制约肝木,如肺气之清肃,可抑制肝气的过分生发;木克土,即肝木能制约脾土,如肝气之条达,可疏泄脾气壅滞;土克水,即脾土能制约肾水,如脾土之运化,能防止肾水的泛滥。

五脏中每一脏都具有我生、生我、所胜和所不胜的关系,这说明每一脏在功能上既有他脏的资助,使其不至于虚损;又有他脏之气制约,使其不至过亢。中医学运用五行生克制化理论,分析五脏之间的主要关系,从而把五脏联系成为一个有机的整体,维持人体内环境的统一。然而,五脏的生理功能是多样的,其相互间的关系也是复杂的。五行学说不能完全阐释五脏间复杂的生理联系。因此,在研究脏腑的生理功能及其相互间的内在联系时,不能囿于五行之间生克制化理论。

2.说明五脏病变的相互影响 五行学说不仅用以说明生理情况下脏腑间的相互关系,而且可以说明在病理情况下脏腑间的相互影响,某脏有病可以传至他脏,他脏疾病也可以传至本脏,这种病机的传移变化、相互影响称为"传变"。传变可分为相生关系传变与相克关系传变两类。

(1)相生关系传变:五脏疾病按照相生关系的传变,包括"母病及子"与"子病及母"两个方面。

母病及子:指疾病从母脏传及子脏,指的是母脏正气不足累及子脏亏虚的母子两脏皆虚的病证。如肾属水,肝属木,水生木,故肾为母脏,肝为子脏,肾病及肝,即是母病及子。如肾阴亏虚,不能涵养肝木,累及肝阴,肝肾阴虚,肝阳上亢,导致的"水不涵木"等,皆属母病及子。他脏之间的母病及子传变,可依此类推。

子病及母:又称"子盗母气",指疾病从子脏传及母脏。如肝属木,心属火,木生火,故肝为母脏,心为子脏,心病及肝,即是子病及母。子病及母的病变包括:其一,子脏之虚引起母脏亦虚的母子俱虚证,如心血不足累及肝血亏虚而致的心肝血虚证;其二,子脏之盛导致母脏亦盛的母子俱实证,如心火旺盛引动肝火而形成心肝火旺证;其三,子脏之盛导致母脏虚弱的子盛母虚证,如肝火亢盛,下劫肾阴,以致肾阴亏虚的病证。他脏之间的子病及母传变,可依此类推。

(2)相克关系的传变:五脏疾病按照相克关系的传变,包括"相乘"和"相侮"两个方面。

相乘:指相克太过致病。形成五脏相乘有太过和不及两种情况。太过相乘,是指某脏过盛,而致其所胜之脏受到过分克伐。如正常情况下是肝木克脾土,肝木过于旺盛,影响脾胃运化功能,称为"木旺乘土"。不及相乘,是指某脏过弱,不能耐受其所不胜之脏的正常克制,从而出现相对克伐太过。如正常情况下是肝木克脾土,脾胃虚弱,不能耐受肝的相乘,称为"土虚木乘"。

相侮:指反向克制致病。形成五脏相侮有太过和不及两种情况。太过相侮,是指某脏过于亢盛,而对其所不胜之脏反向克制。如正常情况下肺金克肝木,暴怒而致肝火亢盛,对肺反向克制,出现急躁易怒、面红目赤,甚则咳逆上气、咯血等肝木反侮肺金的症状,称为"肝火犯肺"(即木火刑金)。不及相侮,是指由于某脏虚损,其所胜之脏反克。

如肺气虚弱,肝气相侮,称为"肺虚肝侮"(即金虚木侮)。

总之,五脏病变的相互影响,可用五行的母子相及和乘侮规律来阐释。其中,母病及子多属虚证,病情较轻;子病及母(如"子盗母气")常虚实夹杂,病情较重;相乘传变多由克方过亢或受克方不足所致,病势深重;相侮传变则因反克关系,病势相对轻浅。

3.疾病应用诊断 人体是一个有机整体,当内脏异常时可以反映到体表相应的组织器官,出现色泽、声音、形态、脉象等方面的异常变化,即"有诸内者,必形诸外"(《孟子·告子下》)。观察分析望、闻、问、切四诊所搜集的外在表现,包括以本脏所主之色、味、脉来诊断,可辨识五脏病变的部位,推断病情进展和判断疾病的预后,即"视其外应,以知其内脏"(《灵枢·本脏》)。如面见青色,口味酸,脉见弦象,多见于肝病;面见赤色,口味苦,脉象洪,多见于心火亢盛。脾虚患者,面见青色,为木来乘土,多见于肝气犯脾;心脏病患者,面见黑色,为水来乘火。

4.指导疾病防治 应用五行学说指导疾病的防治,主要根据中药的色、味,按五行归属指导脏腑用药;根据五行生克乘侮规律,控制疾病传变和确定治则治法;指导针灸取穴和情志疾病的治疗等。

(1)指导脏腑用药:不同的药物,有不同的颜色和气味,分为"五色""五味"。"五色",即青、赤、黄、白、黑;青色入肝,赤色入心,黄色入脾,白色入肺,黑色入肾。"五味"即酸、苦、甘、辛、咸。酸味入肝,苦味入心,甘味入脾,辛味入肺,咸味入肾。如白芍、山茱萸味酸入肝经,以补肝之精血;丹参味苦色赤入心经,以活血安神;石膏色白味辛入肺经,以清肺热;白术色黄味甘,以补益脾气;玄参、生地黄色黑味咸入肾经,以滋养肾阴等。

(2)控制疾病传变:疾病的传变,多见一脏受病,波及他脏而致疾病发生传变。中医学认为一脏受病可以影响其他四脏,如肝脏有病可以影响心、肺、脾、肾等脏,他脏有病亦可传给本脏,如心、肺、脾、肾之病变,也可以影响肝。用五行生克制化的规律,可以判断五脏疾病的发展趋势。因此,在治疗时,除对本脏疾病进行治疗外,还应依据其传变规律,兼顾其他相关脏腑。

疾病的传变与否,主要取决于脏气的盛衰。"盛则传,虚则受",是五脏疾病传变的一般规律,但需结合具体病机判断。在临床实践中,要根据五脏病变的传变规律,及早治疗,调整其太过与不及,控制其进一步传变,防患于未然。

(3)确定治则治法:五行学说不仅用以说明人体脏腑的生理功能、病理传变,用于疾病的诊断,而且还以五行生克制化规律来确定疾病的治疗原则和治疗方法。

1)根据五行相生规律确定治则和治法:运用五行相生规律指导治疗疾病,基本治疗原则是补母和泻子,即"虚则补其母,实则泻其子"(《难经·六十九难》)。其基本治法包括滋水涵木法、益火补土法、培土生金法、金水相生法、益木生火法。

虚则补其母:用于疾病传变中具有母子传变关系的虚证,一脏之虚证,不仅需要补益本脏之不足,而且还要依据五行相生的次序,补益其"母脏",通过母脏的资助,促进本脏正气恢复。如肝的阴血不足,不仅要补肝,而且可以补肾益精,通过"水生木"促进肝脏恢复。

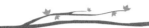

实则泻其子:适用于五脏病变中母子关系失常的实证。一脏之实证,不仅需要泻本脏之邪气,而且还要依据五行相生的次序,泻其"子脏"邪气,以泻出"母脏"的实邪。

2)根据五行相克规律确定治则和治法:五行相克异常出现相乘、相侮等病理情况,有"太过"和"不及"两方面。"太过"者功能亢进为强,"不及"者功能衰退为弱。在临床上,基本治疗原则是抑强和扶弱。其基本治法包括抑木扶土法、泻火润金法、培土制水法、佐金平木法和泻南补北法。

抑强:适用于太过引起的相乘和相侮。制其强盛,则弱者功能易于恢复。

扶弱:适用于不及引起的相乘和相侮。扶助弱者,加强其力量,可以恢复脏腑的正常生理功能。

(4)指导针灸取穴:五输穴,即井、荥、输、经、合穴的总称,分别配属于木、火、土、金、水五行。十二经脉都有各自的五输穴,在临床治疗中应用广泛。应用针灸疗法时,根据不同的病情,以五行生克规律指导选穴治疗。如治疗肝虚之证,根据"虚则补其母"治则,水生木,取肾经(母经)之合穴(属水)阴谷,或本经合穴(属水)曲泉进行治疗。治疗肝实之证,根据"实则泻其子"治则,取心经(子经)之荥穴(属火)少府,或本经荥穴(属火)行间治疗。

(5)指导情志治疗:人的情志活动,属于五脏功能之一。喜、怒、思、忧、恐之情志变化,称为"五志",如《素问·阴阳应象大论》说:"人有五脏化五气,以生喜、怒、悲、忧、恐。"情志太过,则会损伤相应内脏。五脏存在相生相克关系,故五志之间也有相互抑制作用,在临床上可以用五行的相互制约关系来达到治疗情志疾病的目的。如"怒伤肝,悲胜怒……喜伤心,恐胜喜……思伤脾,怒胜思……忧伤肺,喜胜忧……恐伤肾,思胜恐"(《素问·阴阳应象大论》),称为"以情胜情"。

根据五行学说指导疾病治疗,有其一定的实用价值。在临床上,既要对五行生克规律有一个正确的认识,又要有整体观念和辨证论治思维。

三、五行学说对张氏经络收放疗法的指导作用

张氏经络收放疗法理论认为,人体的脏腑、经络都存在着五行的生克制化,通过调节人体脏腑的太过或不及现象,达到动态平衡和稳定,即可达到防病、治病的目的。张氏经络收放疗法在疾病治疗中,根据穴位的五行属性来选穴组方,按照金收、木放、火收、水放、土生长的原则施以相应的补泻手法,以期达到调理五脏六腑功能,从而治疗疾病的目的。张氏经络收放疗法的操作分为正骨、移血、收血和放血四类。正骨,即指将骨骼畸形矫正;移血指身体某些部位血气不足时,可以借别处血气以补济,以调理脏腑气血;收血指补益不足之血气;放血指祛除体内瘀滞之血气。

临床上,张氏经络收放疗法将人体穴位按照木、火、土、金、水五行,分别对应肝、心、脾、肺、肾五脏,分为五类。以收为补,以放为泻,以土生长为平补平泻。其收放的基本原则是金穴收、木穴放、火穴收、水穴放、土穴生长。具体而言,对穴位施术时,手指点穴顺时针方向旋转为收,逆时针旋转为放;上推为收,下捺为放;轻压为收,用力重点为放。

以木、火、土、金、水五行定穴分位,分别与肝、心、脾、肺、肾五脏相应。五脏又分别对应五脏血气,即肝血、心血、脾血、肺血、肾血(血均指气血),通过收放体表的五行穴位,即可调理五脏的气血阴阳,从而达到防治脏腑疾病的目的。收放五脏血的作用如下:收肝血,能使脾血下降;放肝血,能使脾血上升;收心血,能使肝血上升;放心血,能使肺血下降;收脾血,能使筋血调动;放脾血,能使肝血下降;收肺血,能使脾血上升;放肺血,能使心血安定;收肾血,能使脾血上升;放肾血,能使肝血下降。

第四节　藏象学说

"藏",指藏于体内的脏腑,包括五脏(心、肺、脾、肝、肾)、六腑(胆、胃、小肠、大肠、膀胱、三焦)和奇恒之腑(脑、髓、骨、脉、胆、女子胞)。"藏"是以五脏为中心的五个生理功能系统。"象"是指内脏表现于外的生理功能和病理现象。"藏象"把"藏"与"象"统一起来,即通过"以象测藏"来认识和把握内在脏腑的功能状态。藏象学说旨在通过人体外部的征象来探索内脏活动规律,进而有效地指导养生防病、疾病诊治与康复,是中医学理论体系的核心内容。

藏象学说的基本特点是以五脏为中心的整体观。主要体现在以五脏为中心的人体自身的整体性及五脏与自然环境的统一性两个方面。"脏腑"是中医学特有的概念,与西医脏器的概念不同。在解剖学知识基础上,采取以表知里、司外揣内及"以象测藏"等方法来认识、推测脏腑功能,因此,中医学中"脏腑"的概念,不仅是一个解剖学概念,而且更是一个生理病理学概念,一个功能单位概念。西医的脏器概念主要基于解剖学的器官,其结构以实体性脏器为基础,对功能的认识也是从分析其器官而获得。脏器是对机体的内、外器官而言,如心、肝、脾、肺、肾、胆、胃、胰腺、膀胱等,为内脏器官;眼、耳、鼻等,为感觉器官。因此,"脏腑"与"脏器"的名称虽然大致相同,但其内涵却大不一样。

五脏是化生和贮藏精气的内脏;六腑是受盛和传化水谷的内脏。如《素问·五脏别论》说:"所谓五脏者,藏精气而不泻也,故满而不能实;六腑者,传化物而不藏,故实而不能满也。"满,是充满之意。实,是有的地方充实,有的地方空虚。所谓"满而不实"是强调五脏精气宜充满,以充分发挥生理功能;所谓"实而不满",是指六腑水谷宜充实而虚实更替,完成传化任务。奇恒之腑功能上贮藏精气与五脏相似,形态上中空有腔与六腑相类,既不同于五脏,也不同于六腑,故以"奇恒之腑"名之。《素问·五脏别论》说:"脑、髓、骨、脉、胆、女子胞,此六者,地气之所生也,皆藏于阴而象于地,故藏而不泻,名曰奇恒之腑。"

一、五脏

五脏,即心、肺、肝、脾、肾。脏,通"藏",有贮藏之意,为精气贮藏之所。五脏的共同

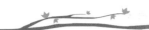

生理特点是化生和贮藏精气,并能藏神而称为"神脏"。五脏虽各有所司,但彼此协调,共同维持生命活动。五脏的形态结构属实体性器官,分别位于胸腔和腹腔之中。

（一）心

心位于胸腔之内,两肺之间,膈膜之上,外有心包络卫护。形态尖圆,如未开之莲蕊。

心在五行属火,为阳中之太阳。心系统包括:心藏神,在志为喜,在体合脉,其华在面,在窍为舌,在液为汗,与夏气相通应。手少阴心经与手太阳小肠经络属,心与小肠相表里。

心的主要生理功能为主血脉、主神志。心主宰人的整个生命活动,故称心为"君主之官""生之本""五脏六腑之大主"。

1. 主血脉　心主血脉,是指心气推动血液在脉中运行,流注全身,发挥营养和濡润作用。血,即血液;脉,即脉道,又称"血府",是气血运行的道路。心、脉、血共同组成了一个循环于全身的系统,在这个系统中,心起主导作用。心气是血液运行的主要动力。在心气推动下,血液流行,脉管搏动,血循脉道到五脏六腑、形体官窍,以维持人体正常生命活动。

血液的正常运行及其作用的正常发挥需要具备三个基本条件:一是心气必须充沛;二是血液必须充盈;三是脉管必须通畅。其中心气充沛又起着主导作用,故说"心主身之血脉"(《素问·痿论》)。

心主血脉的功能是否正常,可从心胸部感觉、面色、舌色、脉象反映出来。心主血脉功能正常,则心胸部舒畅,面色红润有光泽,舌质淡红,脉和缓有力。若心火旺,则心胸中烦热,面赤舌红,尤其舌尖深红起刺,脉数。若心血亏虚,则心悸心烦,面色淡白,舌质淡,脉细弱无力等。若心脉痹阻,则见面色紫暗,唇色青紫,或伴有瘀斑,脉象细涩或结代等。常胸闷刺痛,轻者少顷即止,重者大汗如珠,甚至可导致死亡。

2. 主神志　心主神志,是指心具有主宰五脏六腑、形体官窍等生命活动和人体精神意识思维活动的功能。《素问·灵兰秘典论》说:"心者,君主之官也,神明出焉。"

（1）主宰五脏六腑、形体官窍的生理活动:五脏六腑生理活动主要是心主行血,肺主呼吸,脾主运化,肝主疏泄,肾主水,胃主受纳、腐熟水谷,小肠主受盛和化物,大肠主传化糟粕,膀胱主贮尿和排尿,三焦主运行元气和水液,胆主贮存及排泄胆汁以及四肢屈伸活动、目耳口舌发挥功能等人体所有生理活动,都在心的主宰下进行的。心神正常,各脏腑功能协调有序,彼此合作,互助互用,则身心康泰。若心神不明,人体各部分功能紊乱,产生疾病,甚至危及生命。心神故被称为"五脏六腑之大主"(《灵枢·邪客》)。

（2）主宰人体生理活动:《灵枢·本神》说"所以任物者谓之心",心主"任物"是指心具有接受、处理和反映外界客观事物或信息,从而进行意识、思维和情志活动的生理作用。心既主宰人体精神意识思维活动,又是七情发生之处。人的精神、意识活动,虽分属于五脏,但主要归属于心。故情志所伤,首伤心神,次及相应脏腑,导致脏腑气机紊乱。

心主神志的功能是否正常,可表现于精神、意识、思维和睡眠等方面。心主神志的生理功能正常,则精神振奋、神志清晰、思维敏捷、睡眠安稳。如心主神志的生理功能异常,则可出现精神萎靡、反应迟钝、健忘、失眠多梦、神志不宁,甚至谵狂、昏迷等临床症状。

附:心包络

心包络,简称心包,是心脏外面的包膜,为心脏的外围组织,具有保护心脏的作用。在经络学中,手厥阴心包经与手少阳三焦经相为表里。

在藏象学说中,心包络是心的外围,故有保护心脏、代心受邪的作用。古代医家认为,心为人身之君主,邪不能犯,所以外邪侵袭心时,首先侵犯心包络。温病学说将外感热病中出现的神昏谵语等心神功能失常的病理变化称为"热入心包"或"蒙蔽心包"。实际上,心包受邪所出现的病证,即是心的病证。

(二)肺

肺位于胸腔,左右各一。肺与心同居膈上,位高近君,犹如宰辅,故被称为"相傅之官"。因其位置最高,覆盖诸脏,故有"华盖"之称。《灵枢·九针论》说:"肺者,五脏六腑之盖也。"肺叶清虚娇嫩,故易受外邪侵袭,故有"娇脏"之称。

肺与大肠相表里,在体合皮,其华在毛,开窍于鼻,喉为肺之门户,在志为悲(忧),在液为涕,五行属金,为阳中之少阴,与自然界秋气相通应。

肺的主要生理功能是主气、司呼吸,主宣发肃降,主通调水道,朝百脉、主治节。

1. 主气,司呼吸　主气、司呼吸是指肺具有主持和调节人体之气的作用。《素问·五脏生成》说:"诸气者,皆属于肺。"肺主气包括主呼吸之气和主一身之气两个方面。

(1)主呼吸之气:肺是体内外气体交换的场所。肺通过呼吸运动,吸入自然界的清气,呼出体内的浊气,实现机体与外界环境之间的气体交换,以维持人体的生命活动。肺主呼吸的功能,有赖于肺的宣降运动。肺的呼吸即肺的宣降在气体交换中的具体体现,呼即宣发,吸即肃降。肺气宣发,浊气得以呼出;肺气肃降,清气得以吸入。宣降正常,则呼吸顺畅。若外感风寒,导致肺的宣发功能失常,出现胸闷鼻塞、恶寒无汗等症;同时也可引起肺的肃降功能失常,而见咳嗽喘息等症。

(2)主一身之气:肺主一身之气,是指肺具有主持、调节全身各脏腑之气的作用,即肺通过呼吸而参与气的生成和气机调节的作用。肺是五脏中与气关系最密切的脏腑。

一是参与宗气的生成。肺司呼吸,吸入自然界清气。宗气是一身之气的重要组成部分,是由肺所吸入的清气和脾胃运化的水谷精气在肺中相结合所构成。呼吸均匀和调,则清气得以吸入,宗气的生成来源不匮乏;若呼吸功能减弱,吸入清气不足,影响宗气的生成而气虚。宗气盛衰关系着一身之气的盛衰,肺是通过参与宗气的生成而起到主一身之气的作用的。

二是调节全身气机。气机,即气的运动,升降出入为其基本的运动形式。肺为气之主宰,对全身气机具有调节作用。肺的呼吸运动本身,就是气的升降出入运动的具体体现。肺有节律的一呼一吸运动,带动着全身气的升降出入运动,从而对全身气机起着调节作用。

2. 主宣发肃降　肺气的运动主要表现为宣、降两种形式。宣,即宣发,即向上向外的

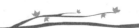

运动。降,即肃降,即向下向内的运动。肺的任何生理功能都是通过肺的宣降来完成的。生理状态下,两者相互制约又相互协调,没有正常的宣发,就没有正常的肃降;肺气不降,必然使肺宣发不利。病理情况下,两者相互影响。

(1)主宣发:指肺气升宣与布散的运动形式。主要体现在以下三个方面。

一是呼出体内浊气。通过肺气的向上向外运动,将体内在生命活动中不断产生的浊气经口鼻随呼气运动排出体外。

二是向上向外布散精微。肺将脾所转输的水谷精微和津液布散到全身,外达于皮毛,起到滋润和濡养的作用。

三是宣发卫气。卫气源于脾所运化的水谷精微,靠肺气之宣发而布散全身,外达肌表,以发挥其温分肉、充肌肤、肥腠理、司开合的作用,并将汗液排出体外。若肺失宣发,则可出现呼吸不畅、胸闷喘咳,以及卫气被遏、腠理闭塞的鼻塞喷嚏,恶寒无汗等症状。

(2)主肃降:指肺气清肃与下降的运动形式。主要体现在以下三个方面。

一是吸入自然界清气。通过肺气向下向内的运动,将自然界的清气吸入,并向内向下布散,以供脏腑组织生理活动的需要。

二是将向下向内输布精微和津液。通过肺气向下的通降作用,将脾转输于肺的水谷精微和津液向下向内布散于脏腑组织,以营养和滋润脏腑组织。另外,肺为水之上源,肺气肃降,能通调水道,使脏腑代谢后所产生的浊液下输于肾,经肾的气化作用,将浊液化为尿液,注入膀胱,排出体外。

三是清肃异物,保持呼吸道的洁净。肺气的清肃作用能及时清除肺和呼吸道的异物,保持其洁净,从而使肺气运动畅达无阻。若肺失肃降,常出现呼吸表浅或短促、胸闷咳痰、喘促气逆等症。

3. 主通调水道　肺主通调水道,出自《素问·经脉别论》"饮入于胃,游溢精气,上输于脾,脾气散精,上归于肺,通调水道,下输膀胱"。通,即疏通;调,即调节;水道,是水液运行通道。肺主通调水道是指肺通过宣发和肃降运动对于体内津液的运行、输布、排泄有疏通和调节作用。人体的水液虽由脾胃而来,但水液的输布、运行、排泄,依赖于肺的输布和调节,以维持动态平衡。通过肺的宣发,水液向上、向外输布,通过汗和呼吸排出体外;肺的肃降作用,使水液向下向内输送,通过肾和膀胱的气化,化为尿液,排出体外。

肺为华盖,居人体上焦,在五脏六腑中位置最高,肺的宣发肃降对体内津液代谢起重要调节作用,故有"肺为水之上源""肺主行水"之说。如果肺的宣发或肃降失常,水道失于通调,均可导致津液代谢障碍。若外邪袭肺,肺失宣发,可使水液向上向外输布异常,出现恶寒、无汗,甚至皮肤水肿等症状。若肺失肃降,水液不能下达膀胱,就会出现小便不利、痰饮、水肿等症状。凡肺失宣降或肺失清肃而出现水肿者,均可治肺以利水,临床上多用宣肺化痰和宣肺利水法来治疗,即"提壶揭盖法"。

4. 朝百脉,主治节　肺朝百脉是指肺与百脉相通,全身的血液都通过百脉会聚于肺,经肺的呼吸,进行体内外清浊之气的交换,然后通过肺气的宣降作用,将饱含清气的血液通过百脉输送到全身。肺气的宣发和肃降使全身血液通过百脉会聚于肺;肺又将血液通过百脉输送到全身。

肺朝百脉的生理作用,主要表现为助心行血。全身的血和脉都统属于心,心气是血液在脉中运行的基本动力,而血液的运行又赖于肺气的推动和调节,需要肺的协助。肺吸入自然界之清气与脾胃运化生成的水谷精气在胸中结合,生成宗气,而宗气具有"贯心脉"以推动血液运行的作用。肺气充沛,宗气旺盛,气机调畅,则血行正常。若肺气虚弱或壅塞,不能助心行血,则可导致心血运行不畅,甚至血脉瘀滞,出现心悸胸闷、唇青舌紫等症状。

肺主治节,出自《素问·灵兰秘典论》"心者,君主之官,神明出焉;肺者,相傅之官,治节出焉"。把心比喻作元首,肺喻作首相,两者相互配合,共同对全身起着治理调节的作用。肺对气、血、津液的治理调节作用,称为"肺主治节",具体表现在四个方面:一是治理调节呼吸运动,使之保持呼吸节律有条不紊。二是治理调节全身气机,随着肺的宣发肃降,调节全身气机的升降出入,是肺主治节的关键。气是推动血和津液运行的动力,调节气机也就调节了血液和津液的运行。三是治理调节血液的运行。四是治理调节津液的代谢。可见,肺对气、血、津液及机体的生理节律都具有重要的治理调节作用。

(三)脾

脾与胃相邻,同居中焦,在膈之下,形如刀镰,是人体对饮食物进行消化、吸收并输布其精微的主要脏器,《黄帝内经》称之为"仓廪之官"。脾胃所运化的水谷精微是人出生后赖以生存的根本,故称脾胃为"后天之本""气血生化之源"。

脾在五行属土,为阴中之至阴。脾系统包括:脾藏意,在志为思,在体合肉,主四肢,其华在唇,在窍为口,在液为涎,与长夏之气相通应。脾与胃通过经络构成表里关系。

脾喜燥恶湿与胃喜润恶燥是相对而言。《医学求是·治霍乱赘言》说:"脾燥则升。"脾为太阴湿土之脏,主运化水液,脾气健运,自无内湿产生,也能抵抗外湿的侵害。脾失健运,运化水湿功能障碍,水湿痰饮内生;此外,外湿侵袭,极易困脾,造成脾失健运。临床上,对脾生湿、湿困脾的病证,一般是健脾与利湿同治,所谓"治湿不理脾,非其治也"。

脾的主要生理功能是主运化、主升、主统血。

1. 主运化　运,即转运输送;化,即消化吸收。脾主运化,是指脾具有把饮食水谷转化为水谷精微,并将水谷精微吸收、转输到全身各脏腑组织的生理功能。分为运化水谷(以固态食物为主)与运化水液(以液态水饮为主)两个方面。

(1)运化水谷:运化水谷是指脾对饮食物的消化吸收和对水谷精微的转输作用。脾的运化过程可分为三个阶段。首先,脾帮助胃肠将饮食物分解成精微和糟粕两个部分。饮食物进入胃后,主要在胃和小肠内进行消化,经过胃的"腐熟"及小肠的"化物",将饮食物分解为精微和糟粕两个部分。这个过程必须依赖脾气的帮助,才能彻底对水谷进行消化。其次,脾帮助胃肠道吸收水谷精微。水谷精微必须通过胃肠道的吸收,才能散布

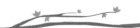

到全身,这一过程需在脾气的作用下才能完成。最后,脾把吸收的水谷精微运输到全身,一是通过脾将水谷精微上输于肺,再经肺的宣发与肃降而输布至全身。二是脾气自身的作用,将水谷精微转输全身,发挥其营养作用。

脾运化水谷功能正常,即"脾气健运",则气血生化有源,脏腑经络才能得到充分的营养,进行正常的生理活动。若脾运化水谷的功能减退,称为"脾失健运",一方面表现为对饮食物的消化功能减弱,出现食欲减退、腹胀便溏等症。另一方面表现为对水谷精微的吸收不足,气血生化乏源,出现精神萎靡、倦怠乏力、头晕眼花、形体消瘦等症。

(2)运化水液:是指脾有吸收、输布水液,调节水液代谢,以及防止水液在体内停滞的作用。运化水液,也称运化水湿。人体摄入的水液经过脾的吸收和转化以布散全身,发挥滋养作用;同时又把组织器官利用后的多余水液,转输给肺和肾,化为汗和尿排出体外。脾气健运,脏腑组织得到津液的濡润,多余水液及时排泄。若脾失健运,水液停聚,则产生湿、痰、饮等病理产物,或发为水肿。因此《素问·至真要大论》说:"诸湿肿满,皆属于脾。"这也是脾虚生湿、脾为生痰之源和脾虚水肿的机制。临床治疗此类病证,多用健脾化湿之法。

2. 主升 脾气宜升,指脾气以上升为主、以升为健的气机运动特点。脾主升的作用主要体现在两个方面:一是指脾气升清,将水谷精微等营养物质吸收并向上输送至心肺,然后通过心肺的布散作用,以营养全身。二是升举内脏,维持内脏位置的相对恒定,防止其下垂。

(1)脾气升清:"清"指水谷精微等营养物质。脾气升清是指将胃肠吸收的水谷精微上输心、肺、头面,通过心、肺的作用化生气血,以营养濡润全身。脾的升清与胃的降浊相对。藏象学说以脾升胃降来概括消化系统的生理功能。"脾宜升则健,胃宜降则和"(《临证指南医案·脾胃门》)。脾胃之气升降协调,则水谷精微上输、布散,糟粕物质下行、排出,各行其道。若脾气虚弱而不能升清,则上不得精微之滋养而见头晕目眩、精神疲惫;金·李东垣在《脾胃论》中说"上气不足,脑为之不满,耳为之苦鸣,头为之苦倾,目为之眩……皆由脾胃先虚,气不上行之所致也。"清气在下,可见腹部坠胀、泄泻便溏。浊气不降,停滞于中而见腹胀满闷、大便秘结。如《素问·阴阳应象大论》说:"清气在下,则生飧泄,浊气在上,则生䐜胀。"

(2)升举内脏:脾胃升降是人体气机之枢纽。脾气上升对维持腹腔内脏位置有重要作用,是防止内脏下垂的重要保证。脾胃升降相因,协调平衡,可维持内脏位置的相对恒定。若脾气虚弱,无力升举,中气下陷(即脾气下陷),可导致腹部坠胀、便意频繁、久泻脱肛,甚至某些内脏下垂,如胃下垂、肾下垂、阴挺(子宫脱垂)等。临床治疗常采用健脾益气升提之法治疗。

3. 主统血 统,即统摄、控制之意。脾主统血,指脾气有统摄血液运行于脉中,不使其逸于脉外的作用。《难经·四十二难》说:"脾……主裹血。"脾气统摄血液的功能,实际上是气的固摄作用的体现。正如沈目南在《金匮要略编注》中说"五脏六腑之血,全赖脾气统摄",脾气健运,气血生化有源,气足而固摄作用强健,血液则能循脉运行而不逸出脉外。若脾失健运,气衰而固摄作用减退,血液失去统摄则逸出脉外而见出血。由于脾主肌肉、脾气主升,习惯把下部和皮下肌肉出血,如便血、尿血、崩漏及肌衄等,称为"脾不统血"。

(四)肝

肝位于腹腔,横膈之下,右胁之内。肝的生理特性是主升、主动,喜条达而恶抑郁,故称为"刚脏"。如《素问·灵兰秘典论》说:"肝者,将军之官,谋虑出焉。"肝的疏泄和藏血功能正常,气血充盈,能耐受疲劳,故称肝为"罢极之本"。

肝与胆相表里,在体合筋,其华在爪,开窍于目,在志为怒,在液为泪,五行属木,为阴中之阳,与自然界春气相通应。

肝体阴而用阳,指肝的本体属阴,而肝的功能属阳。肝主藏血,以血为体,血属阴;肝主疏泄,主升主动,以气为用,气属阳。肝体阴柔,其用阳刚,阴阳和调,刚柔相济。

肝为刚脏,与肺为娇脏相对,刚柔并济,则阴阳和调,气机升降有序。若肝气升动太过,肺气肃降不及,则可出现咳嗽气喘、两胁灼痛的肝火犯肺的病理变化。

肝的主要生理功能是主疏泄、主藏血。

1. 主疏泄　疏,即疏通;泄,即发散。肝主疏泄,是指肝具有疏通、调畅全身气机,使之通而不滞、散而不郁的作用。肝主疏泄,指肝具有维持全身气机疏通畅达,通而不滞,散而不郁的生理功能。肝主疏泄的功能,反映了肝主升、主动、主散的生理特点。肝主疏泄功能主要表现在调畅全身气机、调节情志、促进脾胃运化、调节胆汁的分泌与排泄、调节男精女血、维持血液运行、维持津液输布七个方面。

(1)调畅全身气机:气机,即气的升降出入运动。气的升降出入运动是人体生命活动的基本形式。由于肝的生理特点是主升、主动、主散,因此肝具有疏通、调畅的功能。肝主疏泄的中心环节是调畅气机。肝气疏泄功能正常,则气机条畅,气血和调,升降出入运动协调平衡,从而维持了全身脏腑、经络、形体、官窍等功能活动的有序进行。若肝的疏泄功能失常,气机失调,可导致五脏病变,故《四圣心源·六气解》称肝为"五脏之贼"。

肝气的疏泄作用失常,称为肝失疏泄。其病机主要有两个方面的体现:一为疏泄不及,气机不得畅达,形成气机郁结的病理变化。肝气郁结,临床多见情志抑郁,胸闷,善太息,胸胁、两乳或少腹等部位胀痛等症状;气滞血瘀形成胸胁刺痛;气郁导致津液输布异常,聚而为痰,形成"梅核气"。二是疏泄太过,肝气上逆。肝气上逆,临床表现为急躁易怒,头痛头胀,面红目赤,胸胁、乳房走窜胀痛,或血随气逆而吐血、咯血,甚则突然昏厥。治疗时以疏肝理气为主。

(2)调节情志:情志,是指七情和五志,包括人的情感、情绪、认知等。情志活动分属五脏,由心主宰,与肝的活动密切相关。情志活动是脏腑精气对外界刺激的应答,适度的情志活动以气机调畅、气血调和为重要条件。《灵枢·平人绝谷》说:"血脉和利,精神乃居。"肝气疏泄,气机调畅,气血调和,则人精神愉快,心情舒畅。若疏泄不及,即肝气郁结,常见情志抑郁,闷闷不乐;若疏泄太过,肝气上逆,多见性情急躁、亢奋易怒、心烦失眠等。另一方面,情志异常也可影响肝气疏泄,造成肝气郁结或亢逆。在人的情志活动

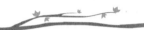

中,对肝影响最大的是怒,怒分为暴怒和郁怒两种情况。鉴于肝与情志的密切关系,故临床治疗情志病证多注重调肝,常用疏肝理气、调畅气机治法。

（3）促进脾胃运化:脾主运化,其气主升;胃主受纳,其气主降。而肝气疏泄,有助于脾胃气机的升降平衡,促进脾胃的运化功能。若肝疏泄功能失常,既可影响脾气升清,脾气不升,见腹胀、腹泻等症;又可影响胃气降浊,胃气不降,反而上逆,见嗳气、呃逆、恶心呕吐等,胃气不通则脘腹胀痛;前者称为"肝脾不和"或"肝气犯脾",后者称为"肝胃不和"或"肝气犯胃"。以上病机变化,在五行学说中称为"木乘土"。正如《血证论·脏腑病机论》所说:"木之性主于疏泄,食气入胃,全赖肝木以疏泄之,而水谷乃化;设肝之清阳不升,则不能疏泄水谷,渗泄中满之症,在所不免。"

（4）调节胆汁的分泌与排泄:胆汁来源于肝,是肝之余气所化,而胆汁泄注于小肠,又有赖于气机的条畅。《东医宝鉴》说:"肝之余气泄于胆,聚而成精。"胆汁的分泌、排泄是在肝气的疏泄作用下完成的。肝气疏泄,胆汁化生正常,排出通畅。若肝气郁结,疏泄失职,胆汁的分泌排泄障碍,导致胆汁瘀滞,形成胁痛、口苦、纳食不化、黄疸等。临床上,胆系疾病如胆石症等患者,要保持情绪舒畅,否则会加重病情。

（5）调节男精女血:女子的排卵与月经,男子的排精与生殖功能,均与肝的疏泄作用有密切关系。精的闭藏在肾,排泄在肝,肝肾两脏,疏泄和封藏。《格致余论·阳有余阴不足论》说:"主闭藏者肾也,司疏泄者肝也。"肝气疏泄,畅达气机,则精液排泄通畅有度。若肝气郁结,疏泄失职,则排精不畅;若肝火亢盛,疏泄太过,则见遗精、早泄等。

女子按时排卵和月经定期来潮,也是肝气疏泄和肾气闭藏相互协调的体现,其中肝气疏泄尤为关键。肝之疏泄正常,则经期正常,经行畅通。若肝失疏泄,则见经期异常,经行不畅,甚至痛经、闭经等。临床治疗月经不调病证,常注重调肝。相对于男子而言,肝的疏泄功能对于女子经、带、胎、产更为重要,故有"女子以肝为先天"（《临证指南医案·调经》）之说。

（6）维持血液运行:气为血之帅,气行则血行。肝气疏泄,调畅气机,促进血行。若肝失疏泄,气机失调,则血行异常。如肝气郁结,疏泄失职,可致血行不畅,出现月经后期、痛经、闭经、胸胁刺痛、癥积痞块等;若肝气亢逆,疏泄太过,可致血随气逆,血不循经,出现吐血、咯血,甚则昏厥,或月经过多、崩漏等。

（7）维持津液输布:津液的运行依赖于气的推动作用。气能行津,气行则津布。《济生方·痰饮论治》说:"人之气道贵乎顺,顺则津液流通,绝无痰饮之患。"肝主疏泄,调节三焦水道,可促进津液运行。若肝气郁结,疏泄失职,而生水湿痰饮。临床上,疏肝理气亦为治疗痰饮水湿内停的常法。

2. 主藏血　肝藏血,是指肝具有贮藏血液、调节血量及收摄血液的功能。肝藏血的生理功能表现在以下三个方面。

（1）贮藏血液:肝是人体最大的血库,有"血海"之称,贮藏血液是指肝可以将一定量的血贮存于肝内,以供机体各部分活动时所需。对肝脏、肝经、目、筋、爪甲等有营养和滋润作用。《素问·五脏生成》云:"肝受血而能视,足受血而能步,掌受血而能握,指受血而能摄。"若肝血不足,除肝失所养虚弱,还可见血不养目则目昏花、目涩、视物模糊、目珠疼痛;血不荣筋则致筋脉拘挛、肢体屈伸不利等;血不荣爪则见爪甲脆薄、干枯、易于裂断;若肝血不足,常致月经量少,甚或闭经。

(2)调节血量:正常生理情况下,人体各部分血量是相对恒定的,但又随着机体活动量、情绪、外界气候等因素的变化而变化。如剧烈运动或情绪激动时,肝能把贮藏的血液通过肝气的疏泄作用,输布到相应的脏腑和相关部位,以供机体活动所需;在安静或休息时,肢体官窍需求减少,外周血液分配量则减少。《素问·五脏生成》说:"人卧则血归于肝。"唐代王冰注解说:"肝藏血,心行之,人动则血运于诸经,人静则血归于肝脏。何者?肝主血海故也。"

肝调节血量的功能,以贮藏血液为前提。只有充足的血量贮备,才能有效地进行调节。而肝血的输送,又受肝气疏泄作用的调节。

(3)收摄血液:肝具有收摄血液于脉中,不使之溢出脉外的作用,可以防止出血。肝气充足,固摄有力,血液在脉中运行。若肝气亏虚,肝藏血功能失职,或肝火旺盛、迫血妄行,易导致各种出血,如吐、衄、咯血,或月经先期、崩漏等出血征象。对于肝气虚者,补益肝气;对于肝火旺盛者,清泻肝火。止血药多归肝经,正是肝藏血、收摄血液的具体用法。

(五)肾

肾左右各一,位于腰部脊柱两侧。《素问·脉要精微论》说:"腰者,肾之府。"肾藏先天之精,主生殖,为生命之本源,故被称为"先天之本"。肾藏精,主蛰,故又被称为"封藏之本"。肾主司全身水液代谢,又被称为"水脏"。

肾藏精,精能化气,由肾精化生之气,即肾气。肾阴,为人体阴液之根本,是肾脏功能活动的物质基础,主要生理作用是促进机体的滋润、宁静、成形和制约阳热等,对机体各脏腑组织起着滋养、濡润作用。肾阴虚,出现腰酸腿软,阳事易兴和遗精、早泄等症状。肾阳,为人体阳气之根本,是肾脏功能活动的动力,主要有温煦、运动、兴奋和化气的功能,对机体各脏腑组织起着推动、温煦作用。肾阳虚,出现腰膝酸软、阴部清冷、生殖功能减退等症状。肾阴肾阳被视为五脏阴阳的根本。

肾与膀胱相表里,在体合骨,主骨,生髓,通脑,其华在发,开窍于耳及二阴,在志为恐,在液为唾,五行属水,为阴中之太阴,与自然界冬气相通应。

肾的主要生理功能是主藏精、主水、主纳气。

1. 主藏精　肾主藏精,是指肾具有贮存、封藏人身精气的作用。肾所藏之精包括"先天之精"和"后天之精"。先天之精,受于父母,与生俱来,是构成人体的原始物质,具有繁衍后代的功能。《灵枢·经脉》说:"人始生,先成精。"后天之精,来源于人出生之后,机体从饮食物中摄取的营养物质和脏腑代谢所化生的精微物质,先天生后天,后天养先天,先、后天之精结合为肾中精气,融为一体,无法分开。肾中精气分为肾精、肾气。肾精,是有形的,是肾脏生理活动的物质基础;肾气,即肾精所化之气,是无形的,是肾脏生理活动的动力来源。肾精散,则化为肾气;肾气聚,则变为肾精。两者相互化生、相互促进,实质上就像水与水蒸气的关系一样,是同一物质,存在状态不同,共同完成肾的生理

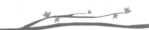

功能。肾气充足,肾的封藏功能正常,肾精发挥生理功能。若肾气亏虚,封藏失职,出现遗精、早泄等病证。肾中精气,具有促进生长发育、促进生殖繁衍等生理功能。

人体的生命活动,可以分为幼年期、青年期、壮年期和老年期等几个阶段,每个阶段的生长发育变化都是由肾精、肾气所决定的。《素问·上古天真论》记述了肾气由稚嫩到充盛,由充盛到衰少,继而耗竭的演变过程:"女子七岁,肾气盛,齿更发长。二七而天癸至,任脉通,太冲脉盛,月事以时下,故有子。三七,肾气平均,故真牙生而长极。四七,筋骨坚,发长极,身体盛壮。五七,阳明脉衰,面始焦,发始堕。六七,三阳脉衰于上,面皆焦,发始白。七七,任脉虚,太冲脉衰少,天癸竭,地道不通,故形坏而无子也。丈夫八岁,肾气实,发长齿更。二八,肾气盛,天癸至,精气溢泻,阴阳和,故能有子。三八,肾气平均,筋骨劲强,故真牙生而长极。四八,筋骨隆盛,肌肉满壮。五八,肾气衰,发堕齿槁。六八,阳气衰竭于上,面焦,发鬓颁白。七八,肝气衰,筋不能动,天癸竭,精少,肾藏衰,形体皆极。八八,则齿发去。"肾中精气的盛衰是机体生、长、壮、老、已的根本;机体的齿、骨、发的生长状态,是肾中精气的外候,是判断生长发育状态和衰老程度的客观标志。肾精、肾气不足,在小儿则为生长发育不良,身材矮小,头发稀疏,或见五迟(站迟、语迟、行迟、发迟、齿迟)、五软(头软、项软、手足软、肌肉软、口软);在成人则为须发早白、牙齿松动等早衰现象;老年人则衰老加速。临床上称这种病理现象为"肾精亏虚",临床治疗此类病证,常以补肾益精为治疗大法。补肾益精,既可治疗小儿生长发育障碍,又是延缓衰老和治疗老年性疾病的重要方法。肾主生长发育理论多用于养生保健、延年益寿、预防衰老等。

机体生殖器官的发育、生殖功能的形成与维持,同样取决于肾中精气的盛衰。人体生殖功能的形成与盛衰,其决定因素是天癸。出生之后,由于肾中精气的不断充盈,天癸随之产生。天癸,是肾精充盈到一定程度而化生的促进生殖器官发育成熟,维持生殖功能的精微物质。天癸至,女子月经来潮,男子精气溢泻,说明性器官发育成熟,初步具备了生殖能力。其后,肾精及肾气的日趋充盈维持着机体日益旺盛的生殖功能。若肾中精气不足,青年人可见生殖器官发育不良;中年人可见生殖功能减退,男子精少不育和女子不孕或小产、滑胎等。临床上,防治生殖功能低下或某些原发性不孕、不育症,以及优生优育等,多从补益肾精肾气着手。

2. 主水 肾具有主持和调节体内水液代谢的功能。《素问·逆调论》说:"肾者水脏,主津液。"肾主水的功能是通过肾的气化作用而实现的,具体表现在以下三个方面。

一是蒸腾气化,升清降浊。水液通过肾脏,肾中阳气可将水液蒸腾气化,分别清浊,将清者重新上输于脾肺,再布散于周身;将浊者下注于膀胱,生成尿液排出体外。若肾阳不足,蒸腾气化无力,则大量水液随废液下注膀胱,出现小便量多而清澈的现象,小便清长是肾阳虚的一种表现。

二是推动与调节整个水液代谢过程中的脏腑功能。津液代谢过程,首先是胃、大肠、小肠吸收水谷精微产生津液;然后,脾、肺、肾和三焦,将津液输布全身;最后,代谢产生的废液通过汗、尿、粪、呼吸排出体外。肾为脏腑之本,胃、大肠、小肠、脾、肺、肾和三焦、膀胱这些脏腑的功能都是在肾调节下进行的。肾对津液代谢所有环节都起着主持和调节作用。肾藏精,为元气化生之源,元气具有激发、促进各脏腑功能的作用,肺对水液的宣降、脾对水液的转输、三焦的气化,其动力皆源于肾气。

三是司膀胱开阖。尿液的生成和排泄依赖于肾的气化,而尿液在维持机体水液代谢过程中起着关键作用。开,是将浊水、废水排出体外;阖,是将机体需要的水液得以保存。肾气充足,膀胱开阖有度,尿液正常生成和排泄。肾气不足,膀胱开阖失度,可见多尿、遗尿、小便清长,或尿少尿闭、肢体水肿等,如《素问·水热穴论》说:"肾者,胃之关也,关门不利,故聚水而从其类也,上下溢于皮肤,故为胕肿。胕肿者,聚水而生病也。"

3. 主纳气　纳气,即吸气。肾主纳气,指肾有帮助肺保持吸气的深度,防止呼吸表浅的作用。人体的呼吸由肺所主,呼气主要依赖肺气的宣发作用,吸气主要依赖肺气的肃降作用。肾藏元气为各脏腑生命活动的原动力,肺所吸气的纳降,必须依赖肾气的摄纳作用才能下归于肾,从而使呼吸保持一定的深度。因此,人体正常的呼吸运动是肺肾两脏功能相互协调的结果,故《难经·四难》说:"呼出心与肺,吸入肾与肝。"《类证治裁·喘证》说:"肺为气之主,肾为气之根。"

肾的纳气功能,实际上是肾气的封藏作用在呼吸运动中的具体体现。其物质基础是肾中精气。若肾精不足,则会出现呼吸表浅,或呼多吸少,动则气喘等病理表现,称为"肾不纳气",治疗应补肾纳气。

肾藏精是肾的基本功能,也是肾最根本的功能。肾主生长发育和生殖、主水及主纳气等,都是肾藏精功能的延伸。

二、六腑

六腑,即胆、胃、小肠、大肠、膀胱、三焦,合称六腑。六腑多是中空有腔的脏器,主要位于腹腔之中。六腑共同的生理功能是传化饮食和水液。《素问·五脏别论》说:"六腑者,传化物而不藏,故实而不能满也。"饮食物入口,通过食管入胃,经胃的腐熟、消化,下传于小肠,小肠分清别浊,清者通过脾脏转输全身;浊者为食物残渣,下达于大肠,形成粪便由肛门排出。代谢后的废液经肾之气化而形成尿液,通过膀胱,排出体外。

六腑具有通降下行的特性,既要及时排空其内容物,又要不停地向下传递,六腑以降为顺,以通为用,《素问·五藏别论》说:"水谷入口,则胃实而肠虚。食下,则肠实而胃虚。""通"和"降"的不及与太过,会导致五谷与糟粕停滞或积聚,六腑之病多为实证。

(一)胆

胆,位居六腑之首,又为奇恒之腑。胆位于右胁,附于肝之短叶间,其形如囊,又称胆囊。胆属阳属木,与肝相表里。胆的主要生理功能是贮藏、排泄胆汁和主决断,《黄帝内经》称之为"中正之官"。

1. 贮藏和排泄胆汁　胆汁由肝所化生,贮藏于胆,并在肝的疏泄作用下,通过胆道排泄入小肠。胆汁具有促进饮食物消化的作用。

胆具有贮藏和排泄胆汁的生理功能。胆汁由肝之余气化生汇聚而成,贮藏于胆

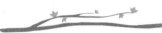

囊,在肝的疏泄作用下,排泄进入小肠,促进饮食物的消化、吸收。若肝疏泄正常,胆汁排泄正常,人体消化功能正常发挥。若肝疏泄不利,胆汁分泌排泄障碍,影响脾胃运化功能,则出现厌食油腻、恶心呕吐、腹胀、腹泻、口苦、黄疸等症状。由于胆汁是一种清纯、清净的精微物质,故胆又被称为"中精之腑""中清之腑"。

2. 主决断 胆主决断是指胆在精神意识思维活动过程中,具有判断事物、作出决定的作用。正如《素问·灵兰秘典论》所说:"胆者,中正之官,决断出焉。"胆的决断能力取决于胆气强弱,胆气强者勇敢果断,外界的精神刺激对其所造成的影响较小,而且恢复也较快;胆气弱者,优柔寡断,在受到外界精神刺激时,易产生胆怯、善太息等精神异常表现。肝主谋虑,胆主决断,相为表里,谋虑定而后决断出。诚如《类经·藏象类》所说:"胆附于肝,相为表里,肝气虽强,非胆不断,肝胆相济,勇敢乃成。"

胆是中空的囊状器官,内盛胆汁。胆的形态中空、排泄胆汁有助于饮食物的消化,为六腑之一,但其内盛胆汁则又与五脏"藏精"的生理特点相似,无传化饮食物的生理功能,胆具备似脏非脏、似腑非腑的特征,故胆又被称为"奇恒之腑"。

(二)胃

胃位于膈下,腹腔上部,上接食管,下通小肠,与脾以膜相连。胃又称为胃脘,分为上、中、下三部:胃的上部为上脘,包括贲门;胃的下部为下脘,包括幽门;胃的中部称为中脘。贲门上连食管,幽门下通小肠,是饮食物进出胃腑的通道。胃是机体对饮食物进行消化吸收的重要脏器,属阳属土,与脾相表里,饮食物入口,经过食管,容纳于胃,《黄帝内经》称之为"水谷之海""太仓"。机体气血津液的化生,都需要依靠饮食物的营养,胃又有"水谷气血之海"之称。脾胃常被合称为"后天之本"。胃的主要生理功能是受纳、腐熟水谷。

1. 主受纳、腐熟水谷 受纳,是接受和容纳之意。腐熟,是饮食物经过胃的初步消化,形成食糜的过程。饮食物入口,容纳于胃,故胃有"太仓""水谷之海"之称。《灵枢·玉版》说:"人之所受气者,谷也。谷之所注者,胃也。"容纳于胃的水谷,经过胃的腐熟后,精微物质被吸收,并由脾气转输至全身;食糜下传至小肠进一步消化。

胃的受纳、腐熟水谷功能正常,则食欲旺盛,气血生化有源。若胃的受纳、腐熟减退,则见胃脘胀满或完谷不化;若胃的受纳、腐熟功能亢进,则见消谷善饥、形体消瘦等。

胃的受纳、腐熟水谷功能,必须与脾的运化功能相互配合,才能将水谷化为精微,进而化生气血津液,营养全身。脾胃对饮食物的消化吸收功能称为"胃气"。《医宗必读》说:"有胃气则生,无胃气则死。"临床诊治疾病时十分重视胃气,把"保胃气"作为重要的治疗原则。

2. 主通降,以降为和 胃主通降,指胃有通利下行的功能。胃的通降包括饮食物入胃,经胃腐熟后,下行小肠,小肠将饮食物残渣下传大肠,形成粪便排出体外。胃气下降与脾气上升相反相成。脾宜升则健,胃宜降则和。脾气升则水谷精微得以输布,胃气降则食糜糟粕得以下传。脾胃之气升降协调,共同完成饮食物的消化吸收过程。胃气通降是胃主受纳的前提条件。所以,胃气不降则出现纳呆脘闷、胃脘胀满或疼痛、大便秘结等症状。《素问·阴阳应象大论》说:"浊气在上,则生䐜胀。"若胃气不降反而上逆,则出现恶心、呕吐、呃逆、嗳气、口臭等症状。

胃喜润恶燥。与脾喜燥而恶湿相对而言,胃有喜润而恶燥的生理特性。胃为阳明燥土之腑,应当保持充足的津液,以利于饮食物的受纳和腐熟。胃中津液充足,则能维持其受纳、腐熟功能和通降下行的特性。胃津液不足,易成燥热之害;燥热一旦形成,反过来又会消耗胃阴。所以,临床治疗各种疾病时,需强调保护胃中津液。即使必用苦寒泻下之剂,也应中病即止,以祛除实热燥结为度,不可妄施,以免化燥伤阴。

(三) 小肠

小肠位于腹中,上接幽门,与胃相通,迂曲回环积迭于腹腔之中,下端通过阑门与大肠相连,属阳属火,与心相表里。小肠主要生理功能为受盛和化物、泌别清浊,《素问·灵兰秘典论》说:"小肠者,受盛之官,化物出焉。"

1. 主受盛和化物　受盛,即接受,以器盛物;化物,即彻底消化、化生精微的意思。小肠受盛和化物指小肠具有接受、容纳胃腐熟之食糜,并做进一步消化的功能。主要表现在两个方面:一是小肠受盛由胃下移而来的初步消化的饮食物,起着容器的作用;二是经胃初步消化的饮食物(食糜),在小肠内必须有相当时间的停留,以利于小肠对其彻底消化,将水谷分化为精微和糟粕两部分。

2. 主泌别清浊　泌别清浊指小肠对食糜做进一步消化,并将其分为清浊两部分的生理功能。泌,分泌;别,即分别。清者即精微部分,包括水谷精微和津液,由小肠吸收,经脾气转输至全身;浊者即食物残渣和部分水液,食物残渣经阑门传送到大肠而形成粪便,水液经三焦下渗膀胱而形成尿液。所以又称"分清别浊"。如《类经·藏象类》说:"小肠居胃之下,受盛胃中水谷而分清浊,水液由此而渗于前,糟粕由此而归于后,脾气化而上升,小肠化而下降,故曰化物出焉。"小肠在吸收水谷精微的同时,也吸收了大量的水液,故又称"小肠主液"。

小肠泌别清浊的功能正常,则水谷精微、水液、糟粕各行其道,二便正常。若小肠泌别清浊功能失职,不仅影响水谷精微的化生和吸收,而且因清浊不分,水液与糟粕混杂致二便异常,表现为便溏泄泻、小便短少等。以"利小便所以实大便"的方法治疗泄泻,就是"小肠主泌别清浊"理论的具体应用。

(四) 大肠

大肠位于腹中,是一个粗大的管道样器官,其上口在阑门处与小肠相接,回环腹腔,其下端连肛门。它是机体对饮食物糟粕中的残余水分进行吸收,并排除糟粕的脏器。大肠属阳属金,与肺相表里。

大肠的主要生理功能是传化糟粕。大肠接受由小肠下移的食物残渣和水液,再吸收其中多余的水液,使之形成粪便,经肛门排出体外。《素问·灵兰秘典论》说:"大肠者,传导之官,变化出焉。"传导,即接上传下之意。"变化出焉",即将糟粕化为粪便。若大肠传化糟粕功能异常,则出现便溏、泄泻、便脓血、大便秘结等症。肺与大肠为表里,肺气肃降有助于糟粕的排泄。《医经精义·脏腑之官》:"大肠之所以能传导者,以其为肺之腑。肺

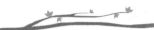

气下达,故能传导。"大肠接受饮食物残渣,将其中部分水液再吸收,称为"大肠主津"。

(五)膀胱

膀胱位于下腹部,与肾相连,下有尿道,开口于前阴。膀胱是贮存和排泄尿液的器官,属阳属水,与肾相表里。膀胱的主要生理功能是贮存和排泄尿液。

1. 贮存尿液　人体的津液通过肺、脾、肾等脏腑的作用,布散全身,其代谢后的浊液,则下归于膀胱。经肾的气化作用,升清降浊,清者被人体再吸收利用,浊者则气化成尿液,下输于膀胱而贮存。尿液是津液代谢的产物,贮藏于膀胱,故《灵枢·本输》称之为"津液之府"。《素问·灵兰秘典论》说:"膀胱者,州都之官,津液藏焉。"

2. 排泄尿液　尿液贮存于膀胱,达到一定容量时,排出体外。膀胱中尿液的排泄,由肾气的蒸化和固摄作用调节。若肾的气化失司,则膀胱不利,可见尿痛、淋涩、排尿不畅,甚至癃闭;若肾气不固,则膀胱失约,可见遗尿、小便余沥,甚至癃闭。故《素问·宣明五气》说:"膀胱不利为癃,不约为遗尿。"

(六)三焦

三焦是中医藏象学说中的一个特有概念,是上焦、中焦、下焦的合称。膈以上为上焦,包括心与肺;膈至脐之间为中焦,包括脾与胃、肝和胆;脐以下为下焦,包括肾、大肠、小肠、膀胱。另外,三焦为六腑之一,为分布于胸腹腔的一个大腑,因与五脏无表里配合关系,故有"孤腑"之称。三焦的主要生理功能是通行元气、运行水液,《黄帝内经》称之为"决渎之官"。

1. 通行元气　元气,根源于肾,由先天之精化生,赖后天之精以充养,是人体最根本之气,是生命活动的原动力。《难经·六十六难》说:"三焦者,原气之别使也。"元气通过三焦运行于全身,布散至五脏六腑,以激发、推动各个脏腑组织的功能活动。所以说,三焦是元气运行的通道。

2. 运行水液　三焦为人体水液输布、运行与排泄的主要通道。《素问·灵兰秘典论》曰:"三焦者,决渎之官,水道出焉。"决渎,即疏通水道。全身的水液代谢,是由肺、脾和肾、肝、膀胱等多个脏腑协同作用而完成的,但必须以三焦为通道,才能正常地输布与排泄。三焦具有疏通水道、运行津液的作用,以调节津液代谢平衡,称作"三焦气化"。三焦气化失常,水道不利,可导致津液代谢失调。正如《类经·藏象类》所说:"上焦不治则水泛高原,中焦不治则水留中脘,下焦不治则水乱二便。三焦气治,则脉络通而水道利。"

三焦运行津液和通行元气的功能相互关联,实际上是一个功能的两个方面:津液的运行赖于气的推动(气能行津),而气又依附于津液而存在(津能载气)。

三、奇恒之腑

奇恒之腑,是脑、髓、骨、脉、胆、女子胞的总称。奇,异也;恒,常也。奇恒之腑形态似腑,多为中空器官;功能似脏,主藏精气。因其似脏非脏、似腑非腑,异于常态,故以"奇恒"名之。《素问·五脏别论》曰:"脑、髓、骨、脉、胆、女子胞,此六者,地气之所生也,皆藏于阴而象于地,故藏而不泄,名曰奇恒之腑。"除胆为六腑之外,其余皆无表里配合,也无五行配属,但与奇经八脉有关。

本节重点阐述脑、女子胞。

(一)脑

脑具有贮藏精髓、主精神意识的生理功能。

1.贮藏精髓　脑藏于颅内,为脑髓汇聚而成,又称"髓海"。故《素问·五脏生成》云:"诸髓者,皆属于脑。"《灵枢·海论》曰:"脑为髓之海。"

2.主精神意识　脑主精神意识,指脑的功能与人的精神意识有关。脑为神明之所出,又称"元神之府"。脑髓充盈,则精力旺盛,视物精明,听力正常,嗅觉灵敏,轻劲多力;脑髓空虚,则精衰神疲,听觉失聪,视物不明,嗅觉不灵,肢体懈怠等症。《灵枢·海论》说:"髓海不足,则脑转耳鸣,胫酸眩冒,目无所见,懈怠安卧。"

(二)女子胞

女子胞,又称胞宫、子宫、子脏、胞脏、子处等,位于小腹部,居膀胱之后,直肠之前,下口连接阴道。女子胞的主要生理功能是主持月经和孕育胎儿。

1.主持月经　月经,又称月信、月事、月水,是女子天癸来至后周期性子宫出血的生理现象。女子胞是女性的生殖器官,肾中精气不断充盈,在天癸的作用下,月经来潮,女子胞是女性发育成熟后发生月经的主要器官。《素问·上古天真论》说:"二七而天癸至,任脉通,太冲脉盛,月事以时下,故有子。……七七任脉虚,太冲脉衰少,天癸竭,地道不通,故形坏而无子也。"

2.孕育胎儿　胞宫是女性孕育胎儿的器官。女子在发育成熟后,月经应时来潮,具备受孕生殖的能力。此时,男女交媾,两精相合,就构成了胎孕。《类经·藏象类》说:"阴阳交媾,胎孕乃凝,所藏之处,名曰子宫。"受孕之后,脏腑经络血气到达胞宫以养胎,培育胎儿以至成熟而分娩。

月经来潮和妊娠的生理与经脉以及脏腑有着密切联系。主要与心、肝、脾、肾和冲任二脉关系最密切。月经主要成分是血。心主血、肝藏血、脾为气血生化之源而统血。月经的来潮、胎儿的孕育,均离不开气血的充盈和心肝脾的调节作用。若情志所伤,肝失疏泄,可出现月经不调、经行腹痛等;若肝血亏虚或脾虚,可出现月经量少色淡、闭经、不孕等;若脾不统血或肝不藏血,可出现月经过多、周期缩短、经期延长、崩漏等。生殖器官的发育和生殖功能的维持,全靠肾中精气化生的"天癸"。肾中精气不足,天癸随之衰竭,月经闭止,生殖功能丧失。

附:精室

男子之胞,名为"精室",是男性生殖器官,具有藏精、生育繁衍的功能。精室为肾所主,与肾中精气盛衰关系密切。故《中西汇通医经精义·下卷》说:"女子之胞,男子为精室,乃血气交会,化精成胎之所,最为紧要。"临床实践中,精少、精冷、精浊等精室病变多

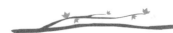

从肾、肝、任脉、督脉论治。

四、藏象学说对张氏经络收放疗法的指导作用

肺在五行属金,主宣发肃降,主人一身之气和呼吸之气,通调水道,朝百脉而主治节,为相傅之官,具有助心行血于周身血脉的生理功能。肺病则肺之功能失常,在运用经络收放的方法治疗时,可采用金收之法,即收金血可使全身上下血液交换,而后输布全身。肺之虚证,如肺气虚证、肺阴虚证等,多用收法治疗。肺之实证,如风寒犯肺证、风热犯肺证、风寒束肺、燥邪犯肺证、肺热炽盛证、痰热壅肺证、寒痰阻肺证、饮停胸胁证、风水相搏证等,多用放法治疗。大肠与肺相表里,其主要功能是传化糟粕和主津。大肠的病证主要体现在传导功能的失常,常见肠道湿热证、肠热腑实证等证,多用放法清热利湿、通腑泄热。

心在五行属火,主血主脉,具有推动血液在脉管内运行以营养全身的功能。心藏神,具有统帅全身脏腑、经络、形体、官窍的生理活动和主司精神、意识、思维、情志等心理活动的功能。心病,则心的功能失常,运用经络收放的方法治疗时,可采用火收之法,即收心血可使全身上下血液进行调配,营养周身。心之虚证,如心血虚证、心阴虚证、心气虚证、心阳虚证、心阳虚脱证等,多用收法治疗。心之实证,如心火亢盛证、心脉痹阻证、痰蒙心神证、痰火扰神证、瘀阻脑络证等,多用放法治疗。小肠与心相表里,其主要功能是受盛化物和泌别清浊。小肠的病证多因心火下移小肠或寒、热、湿等邪气侵袭所致,多用放法清心利尿。

肝在五行属木,藏血,调节血量,以供机体活动所需。此外,肝主疏泄,具有疏通、畅达全身气机,进而达到促进精血津液的运行疏布、脾胃之气的升降、胆汁的排泄及情志的舒畅等作用。肝病,则肝的功能失常,运用经络收放的方法治疗时,可采用木放之法,即放肝血以调节血液的运转,使血液输送到经脉以供全身各组织器官所需。肝之虚证如肝血虚证、肝阴虚证等可用收法来治疗,以补肝之不足。肝之实证,如肝郁气滞证、肝火炽盛证、肝阳上亢证、寒滞肝脉证、肝风内动证等可用放法来泻肝之实。胆与肝相表里,其主要功能是贮藏、排泄胆汁和主决断。胆的病证多因湿热侵袭、胆失疏泄、痰热内扰等所致,常见肝胆湿热、胆郁痰扰等证,多用放法清利湿热、理气化痰。

肾在五行属水,乃先天之本,主藏精气及生长发育生殖和脏腑气化;主水,具有主司和调节全身水液代谢的功能;主纳气,肾具有摄纳肺所吸入的自然界清气,保持吸气深度,防止呼吸表浅的作用。肾病,则肾之功能失常。运用经络收放的方法治疗时,可采用水放之法,即放肾血以激发全身组织的生长和充盛。肾病病证以虚证为多见,常有肾阳虚证、肾虚水泛证、肾阴虚证、肾精不足证、肾气不固证等证,故多用收法以达到温肾壮阳、滋阴补肾、补肾益气等功效。膀胱与肾相表里,其主要功能是贮存和排泄尿液。膀胱病证以膀胱湿热证多见,常用放法清热利湿。

脾在五行属土,为后天之本,气血生化之源,主统血。脾病,则脾之功能失常。运用经络收放的方法治疗时,可采用土生长之法,即平收平放,土居中央,使其所生精微四布四藏,维持机体的生命活动和气血的生化。脾之虚证如脾气虚证、脾虚气陷证、脾不统血证、脾阳虚证等以收法治疗为主;脾之实证,如寒湿困脾、湿热蕴脾证等则以放法治疗为主。胃与脾相表里,其主要功能是受纳和腐熟水谷,胃之实证,如胃热炽盛证、寒饮停胃证、寒滞胃肠证、食滞胃肠证、胃肠气滞证等常用放法治疗为主;胃之虚证,如胃气虚证、胃阴虚证、胃阳虚证,常用收法健胃益气、滋阴养胃、温中缓急。

张氏经络收放疗法治疗疾病的基本理论,正是基于调理五脏六腑和奇恒之府的生理功能而达到治愈疾病的目的。因为五脏六腑之间存在着五行之间的生克制化关系,故通过经络收放与补泻,即可调节五脏六腑之间的平衡,从而使五脏保持"藏而不泻"、六腑保持"泻而不藏"的状态,使脏腑充分发挥生理效应。

第五节　经络学说

经络是人体组织结构的重要组成部分,对人体生命活动发挥着信息传递等重要作用。经络学说是研究人体经络系统的组织结构、生理功能、病理变化及其与脏腑形体官窍、气血津液等相互关系的学说,是中医理论系统的重要组成部分。经络学说是古人在长期的生产生活与医疗实践中,通过施用针刺、艾灸、推拿按摩、气功及药物治疗等方法进行保健和治疗,体验、感受并发现了经络感传现象,再结合当时的解剖学知识以及古代哲学思想的影响,逐步上升为理论而形成。经络学说与藏象学说、气血津液学说等自成体系,各具特点,对临床各科都起到了重要的指导作用。正如《灵枢·经脉》所言:"经脉者,所以能决死生,处百病,调虚实,不可不通。"《医学入门·运气》说:"医者不明经络,犹人夜行无烛"。

一、经络的概念和经络系统的组成

经络,即经脉和络脉的总称,是运行全身气血,联络脏腑形体官窍,沟通上下内外,感应传导信息,调节功能平衡的通路系统。

经者,径也,有路径之意;经脉是经络系统的主干。络,有联络、网络之意;络脉是经脉的分支。《医学入门·经穴起止》说:"经者,径也,径直者为经;经之支脉旁出者为络。"经脉较粗大,络脉较细小;经脉多循行于躯体深部,且有一定的纵行循行路线;络脉循行无规律,深部浅部都有,纵横交错,网络、遍布于全身。通过经脉与络脉的相互沟通与联系,把人体的五脏六腑、四肢百骸、五官九窍、皮肉筋脉等联结成了一个统一的有机整体。

人体的经络系统主要由经脉系统和络脉系统两大部分组成。经脉包括十二经脉、奇经八脉;络脉是经脉的分支,有别络、浮络、孙络之分。

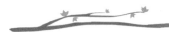

（一）经脉系统

1.十二正经　十二正经,又分为"十二经脉"和"十二经别",十二经脉包括手三阴经、手三阳经、足三阴经、足三阳经,共十二条经脉。十二经脉均有一定的起止部位、循行部位与交接顺序,在四肢的分布与走向中有一定的规律,不仅与脏腑有直接的属络关系,相互之间也有表里相合关系,各有专属的穴位。十二经脉是气血运行的主要通道。奇经八脉中,只有督脉、任脉有专属循行路线与专属穴位,故十二经脉与任脉、督脉,合称为"十四经"。

十二经脉的附属部分有以下几个分类。

十二经别,是从十二经脉分出的较大的分支。十二经别一般从肘膝关节上下的正经分出,循行于体腔脏腑深部,上出于颈项浅部,有"离、入、合、出"的特点。从十二经脉分出为"离",进入体腔为"入",与表里的经别同行为"合",在颈项部出来为"出"。阳经经别合于原经脉,阴经经别合于相表里的阳经经脉。十二经别加强了互为表里的两经之间的关系,并能通达正经未循行到的形体部位和器官,补正经之不足。

十二经筋和十二皮部,是十二经脉与筋肉和皮肤的连属部分。经筋是十二经脉之气"结、聚、散、络"于筋肉、关节的体系,是十二经脉的连属部分,称为"十二经筋"。十二皮部,就是把全身皮肤划分为十二个部分,分属于十二经脉。

2.奇经八脉　奇经八脉,即冲脉、任脉、督脉、带脉、阴跷脉、阳跷脉、阴维脉、阳维脉。它们具有统率、联络和调节十二经脉气血盛衰的作用。与十二正经不同的是,奇经八脉与五脏六腑没有直接的属络关系,相互之间也无表里相合关系。《圣济总录》说:"脉有奇常。十二经者,常脉也;奇经八脉则不拘于常,故谓之奇经。盖以人之气血常行于十二经脉,其诸经满溢则流入奇经焉。"

（二）络脉系统

1.十五别络　十五别络是络脉中的较大者,十二正经、躯干后督脉、躯干前任脉各自别出一支,再加上躯干侧的脾之大络,合为"十五别络"。别络主要具有加强互为表里的两经之间在体表的联系作用。别络和经别都是经脉的分支,均有加强互为表里的两经联系的作用,经别主内,无所属穴位,也无所主病证;别络主外,有所属络穴,有所主病证。

2.浮络　浮络是循行于人体体表浅部,且浮而易见的络脉,分布广泛,没有定位。

3.孙络　孙络是络脉中较细小的分支,是最细小的络脉,分布全身,难以计数。

二、十二经脉

（一）十二经脉的命名

十二经脉左右对称地分布于人体的两侧,分别循行于上肢或下肢的内侧或外侧,每一条经脉又分别属于某一脏或某一腑。因此,其十二经脉的名称由手足、阴阳、脏腑三部分而组成,人体各部位以阴阳分类,即脏为阴,腑为阳,内侧为阴,外侧为阳。阴分太阴、厥阴、少阴,阳分阳明、少阳、太阳。命名原则及规律如下。

1. 上为手,下为足 手经行于上肢,足经行于下肢。起于或止于手的经脉,称为"手经";起于或止于足的经脉,称为"足经"。

2. 内为阴,外为阳 凡循行于四肢内侧面的经脉叫阴经;循行于四肢外侧面的经脉叫阳经。四肢内侧前缘、中线、后缘分别为太阴、厥阴、少阴;四肢外侧前缘、中线、后缘分别为阳明、少阳、太阳。

3. 脏属阴,腑属阳 六阴经属脏,并冠以所属脏之名;六阳经属于腑,并冠以所属腑之名(表1-2)。

表1-2 十二经脉名称分类

部位	阴经(属脏)	阳经(属腑)	循行部位 (阴经行于内侧,阳经行于外侧)	
手	手太阴肺经	手阳明大肠经	上肢	前缘
	手厥阴心包经	手少阳三焦经		中线
	手少阴心经	手太阳小肠经		后缘
足	足太阴脾经*	足阳明胃经	下肢	前缘
	足厥阴肝经*	足少阳胆经		中线
	足少阴肾经	足太阳膀胱经		后缘

注:*在内踝上8寸以下,肝经走在前缘,脾经走在中线,至内踝上8寸处两经交叉之后,脾经走在前缘,肝经走在中线。

(二)十二经脉的走向规律

十二经脉的走向与交接是有一定规律的。《灵枢·逆顺肥瘦》说:"手之三阴,从脏走手;手之三阳,从手走头。足之三阳,从头走足;足之三阴,从足走腹。"即:手三阴经均起于胸中,从胸走向手指末端;手三阳经均起自手指,从手指末端走向头面部;足三阳经均起自头面部,从头面走向足趾末端;足三阴经均起自足趾,从足趾走向腹腔、胸腔。在这里把十二经脉走向规律归纳为"举手直立,阴升阳降"(升指上行,降指下行)。这样就构成一个"阴阳相贯,如环无端"(《灵枢·营卫生会》)的循环路径。

(三)十二经脉的交接规律

1. 相表里的阴经与阳经在四肢末端交接 手太阴肺经和手阳明大肠经交接于示指端,手少阴心经和手太阳小肠经交接于小指端,手厥阴心包经和手少阳三焦经交接于环指端;足阳明胃经和足太阴脾经交接于足大趾端,足太阳膀胱经和足少阴肾经交接于足小趾端,足少阳胆经和足厥阴肝经交接于足大趾爪甲后。

2. 同名的手、足阳经在头面部交接 手阳明大肠经与足阳明胃经交接于鼻翼旁,手太阳小肠经与足太阳膀胱经交接于目内眦,手少阳三焦经与足少阳胆经交接于目外眦。

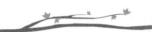

3. 异名的手、足阴经在胸部交接　足太阴脾经与手少阴心经交接于心中,足少阴肾经与手厥阴心包经交接于胸中,足厥阴肝经与手太阴肺经交接于肺中。

(四)十二经脉的分布规律

十二经脉在体表的分布也有一定的规律。

1. 四肢部　阴经行于肢体的内侧面,阳经行于肢体的外侧面。内侧分三阴,外侧分三阳。大体上,太阴、阳明在前缘,少阴、太阳在后缘,厥阴、少阳在中线。其中,需注意的是在下肢内踝上 8 寸以下,厥阴在前,太阴在中,少阴在后;至内踝上 8 寸处两经交叉,之后,太阴在前,厥阴在中,少阴在后。

2. 头部　手三阳经从手走头,足三阳经从头走足,手、足六阳经交会于头面部,《难经·四十七难》说:"人头者,诸阳之会也。"诸阳经分布特点可概括为手、足阳明经行于面部、额部;手、足少阳经行于头两侧部;手、足太阳经行于面颊、头顶和头后部。

部分阴经或其分支可上达头面部,手少阴心经的分支、足厥阴肝经上达目系,足厥阴肝经与督脉会于头顶部,足少阴肾经的分支上抵舌根,足太阴脾经连舌本、散舌下等。临床上,前额疼痛多属阳明经头痛,偏头痛多属少阳经头痛,头后部疼痛多属太阳经头痛,巅顶头痛多属厥阴经头痛。

3. 躯干部　手三阴经均从腋下出;手三阳经行于肩胛部;足三阳经中的阳明经行于前(胸腹面)、太阳经行于后(背面)、少阳经行于侧面;足三阴经均行于腹面。循行于腹面的经脉,自内向外的顺序为足少阴、足阳明、足太阴和足厥阴。

(五)十二经脉的表里关系

脏腑有表里相合关系,十二经脉内属于脏腑,亦有相应的表里相合关系。手足三阴经、三阳经通过经别和别络互相沟通,组成六对"表里相合"关系。如《素问·血气形志》说:"手太阳与少阴为表里,少阳与心主为表里,阳明与太阴为表里,是为手之阴阳也""足太阳与少阴为表里,少阳与厥阴为表里,阳明与太阴为表里,是为足阴阳也"。见表1-3。

阴经为里,属于脏;阳经为表,属于腑,阴经属脏络腑,阳经属腑络脏,这样,既加强了表里两经的联系和沟通,又促进了相为表里的脏与腑在生理功能上的相互协调与配合。在病理上,表里两经也可相互影响。在治疗时,相为表里的两经经气互通原理,交叉刺取互为表里的两经腧穴的腧穴,如取肾经穴位可以治疗膀胱经的疾病。

表1-3　十二经脉表里关系

表	手阳明大肠经	手少阳三焦经	手太阳小肠经	足阳明胃经	足少阳胆经	足太阳膀胱经
里	手太阴肺经	手厥阴心包经	手少阴心经	足太阴脾经	足厥阴肝经	足少阴肾经

(六)十二经脉的气血流注次序

气血由中焦水谷之精气所化生。十二经脉是气血运行的主要通道。经脉中气血的运行是依次循环贯注的,即从手太阴肺经开始,依次传至手阳明大肠经、足阳明胃经、足太阴脾经、手少阴心经、手太阳小肠经、足太阳膀胱经、足少阴肾经、手厥阴心包经、手少阳三焦经、足少阳胆经、足厥阴肝经,再复注于手太阴肺经,首尾相贯,如环无端,构成十二经循环。

十二经脉的气血流注次序是其主要规律,并非气血循行的唯一方式。气血在体内还通过多条路径、多种循环方式运行往复。

(七)十二经脉的循行部位

1. 手太阴肺经 起于中焦,下络大肠,还循胃口,通过膈肌,属肺,至喉,横行至胸部外上方(中府穴),出腋下,沿上肢内侧前缘下行,过肘窝,入寸口,上鱼际,直出拇指桡侧端(少商穴)。

分支:从手腕的后方(列缺穴)分出,沿掌背侧走向示指桡侧端(商阳穴),交于手阳明大肠经。

2. 手阳明大肠经 起于示指桡侧端(商阳穴),经过手背部行于上肢外侧(即伸侧)前缘,上肩,至肩关节前缘,向后到第7颈椎棘突下(大椎穴)与督脉交会,再折向前下行入缺盆(锁骨上窝),进入胸腔络肺,向下通过膈肌下行至大肠,属大肠。

分支:从锁骨上窝上行,经颈部到面颊,入下齿中,回出挟口两旁,左右交叉于人中,至对侧鼻翼旁(迎香穴),交于足阳明胃经。

3. 足阳明胃经 起于鼻翼旁(迎香穴),挟鼻上行,左右交会于鼻根部,旁行入目内眦,与足太阳经相交,向下沿鼻柱外侧,入上齿中,还出挟口两旁,环绕口唇,在颏唇沟承浆穴处左右相交,退回沿下颌骨后下缘到大迎穴处,沿下颌角上行过耳前,经上关穴,沿发际到达额前(头维穴)。

分支:从颌下缘(大迎穴)分出,下行到人迎穴,沿喉咙向下后行到大椎,折向前行,入缺盆,深入胸腔,下行穿过膈肌,属胃,络脾。

直行者:从缺盆出体表,沿乳中线下行,挟脐两旁(脐中央旁开2寸),下行至腹股沟处的气街穴。

分支:从胃下口幽门处分出,沿腹腔内下行至气街穴,与直行之脉会合,而后沿大腿之前侧下行,至膝膑,向下沿胫骨前缘下行至足背,入足第二趾外侧端(厉兑穴)。

分支:从膝下3寸处(足三里穴)分出,下行入足中趾外侧端。

分支:从足背上冲阳穴分出,前行入足大趾内侧端(隐白穴),交于足太阴脾经。

4. 足太阴脾经 起于足大趾内侧端(隐白穴),沿内侧赤白肉际,上行过内踝前缘,沿小腿内侧正中线上行。至内踝上8寸处,交出足厥阴肝经之前,上行沿大腿内侧前缘,进入腹中,属脾,络胃。向上穿过膈肌,沿食道两旁,连舌本,散舌下。

分支:从胃别出,上行通过膈肌,注入心中,交于手少阴心经。

5. 手少阴心经 起于心中,走出后属心系,向下穿过膈肌,络小肠。

分支:从心系分出,挟食管上行,连于目系。

直行者:从心系出来,退回上行经过肺,向下浅出腋下(极泉穴),沿上肢内侧后缘,过

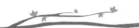

肘中,经掌后锐骨端,进入掌中,沿小指桡侧,出小指桡侧端(少冲穴),交于手太阳小肠经。

6.手太阳小肠经　起于小指外侧端(少泽穴),沿手背尺侧上腕部,循上肢外侧后缘,过肘部,到肩关节后面,绕行于肩胛部,交会于大椎穴,再前行入缺盆,深入体腔,络心,沿食道下行,穿过膈肌,到达胃部,下行,属小肠。

分支:从缺盆出来,沿颈部上行到面颊,至目外眦后,退行进入耳中(听宫穴)。

分支:从面颊部分出,向上行于目眶下,至目内眦(睛明穴),交于足太阳膀胱经。

7.足太阳膀胱经　起于目内眦(睛明穴),向上到达额部,左右交会于头顶部(百会穴)。

分支:从头顶部分出,到耳上角部。

直行者:从头顶部分出,向后下行至枕骨处,进入颅腔,络脑,回出后下行到项部(天柱穴),再下行交会于大椎穴,然后分左右沿肩胛内侧,脊柱两旁(脊柱正中线旁开1.5寸)下行,到达腰部(肾俞穴),进入脊柱两旁的肌肉,深入体腔,络肾,属膀胱。

分支:从腰部分出,沿脊柱两旁下行,穿过臀部,从大腿后侧外缘下行至腘窝中(委中穴)。

分支:从项部(天柱穴)分出下行,经肩胛内侧,从附分穴挟脊(脊柱正中线旁开3寸)下行至髀枢,经大腿后侧至腘窝中与前一支脉会合,然后下行穿过腓肠肌,出走于足外踝后,沿足背外侧缘至小趾外侧端(至阴穴),交于足少阴肾经。

8.足少阴肾经　起于足小趾下,斜行于足心(涌泉穴),出行于舟骨粗隆之下,沿内踝后,分出进入足跟部,向上沿小腿内侧后缘,至腘窝内侧,上股内侧后缘入脊内(长强穴),穿过脊柱至腰部,属肾,络膀胱。

直行者:从肾上行,穿过肝和膈肌,进入肺,沿喉咙,到舌根两旁。

分支:从肺中分出,络心,注入胸中,交于手厥阴心包经。

9.手厥阴心包经　起于胸中,出属心包络,向下穿过膈肌,依次络于上、中、下三焦。

分支:从胸中分出,沿胸浅出胁部当腋下3寸处(天池穴),向上至腋窝下,沿上肢内侧中线入肘,过腕部,入掌中(劳宫内),经中指桡侧,出中指桡侧端(中冲穴)。

分支:从掌中分出,沿环指出其尺侧端(关冲穴),交于手少阳三焦经。

10.手少阳三焦经　起于环指尺侧端(关冲穴),向上沿环指尺侧至手腕背面,上行于前臂外侧尺、桡骨之间,过肘尖,沿上臂外侧向上至肩部,向前行入缺盆,布于膻中,散络心包,穿过膈肌,依次属上、中、下三焦。

分支:从膻中分出,上行出缺盆,至肩部,左右交会于大椎,分开上行到项部,沿耳后(翳风穴),直上出耳上角,然后屈曲向下经面颊部至目眶下。

分支:从耳后分出,进入耳中,出走耳前,经上关穴前,在面颊部与前一支相交,至目外眦(瞳子髎穴),交于足少阳胆经。

11.足少阳胆经　起于目外眦(瞳子髎穴),向上至额角(额厌穴),然后向下到耳后(完骨穴),再折向上行,经额部至眉上(阳白穴),又向后折至风池穴,沿颈下行至肩上,左右交会于大椎穴,前行入缺盆。

分支:从耳后完骨穴分出,经翳风穴进入耳中,出走于耳前,过听宫穴至目外眦后方。

分支:从目外眦分出,下行至下颌部的大迎穴处,同手少阳三焦经分布于面颊部的支脉相合,行至目眶下,再向下经过下颌角部下行至颈部,经颈前人迎穴旁,与前脉会合于缺盆后,下行进入胸腔,穿过膈肌,络肝,属胆,沿胁里浅出气街,绕毛际,横向至髋关节环跳穴处。

直行者:从缺盆下行至腋,沿胸侧,过季胁,下行至髋关节环跳穴处与前脉会合,再向下沿大腿外侧、膝关节外缘,行于腓骨前面,直下至腓骨下端(绝骨穴),浅出外踝之前,沿足背行,出于足第四趾外侧端(窍阴穴)。

分支:从足背(临泣穴)分出,前行出足大趾外侧端,折回穿过爪甲,分布于足大趾爪甲后丛毛处,交于足厥阴肝经。

12. 足厥阴肝经　起于足大趾爪甲后丛毛处,向上沿足背至内踝前 1 寸处(中封穴),向上沿胫骨内缘,在内踝上 8 寸处交出足太阴脾经之后,上行过膝内侧,沿大腿内侧中线进入阴毛中,绕阴器,至小腹,挟胃两旁,属肝,络胆,向上穿过膈肌,分布于胁肋部,沿喉咙的后边,向上进入鼻咽部,上行相连目系,出于额,上行与督脉会于头顶部。

分支:从目系分出,下行颊里,环绕口唇的里边。

分支:从肝分出,穿过膈肌,向上注入肺,交于手太阴肺经。

三、奇经八脉

奇经八脉是督脉、任脉、冲脉、带脉、阴跷脉、阳跷脉、阴维脉、阳维脉的总称。这八条经脉纵横交错、穿插循行于十二经脉之间,由于它们的分布不像十二经脉那样规则,同脏腑没有直接的属络关系,相互之间也没有表里相合关系,因此,在循行分布及内脏联系上均有异于十二正经,故称"奇经"。奇经有八条,故又称为"奇经八脉"。

(一)奇经八脉的循行特点

奇经八脉纵横交错地循行分布于十二经脉之间。

督脉、任脉、冲脉皆起于胞中,同出会阴而异行,称为"一源而三歧"——督脉行于人体后正中线,上至头面;任脉行于人体前正中线,上抵颏部;冲脉行于腹部、下肢及脊柱前。

带脉起于胁下,绕行腰间一周。

阴维脉行于下肢内侧、腹部及颈部;阳维脉行于下肢外侧、肩和头项。

阴跷脉行于下肢内侧、胸腹及头目;阳跷脉起于足跟外侧,伴足太阳等经上行,至目内眦与阴跷脉会合,再沿足太阳经上额,于项后会合足少阳胆经。

奇经八脉循行分布不像十二经脉有特定规律,其循行分布有自己的特点。

1. 别道奇行　不像十二经脉那样有向上、向下循行的不同;不像十二经脉那样存在左右对称的复行关系;不像十二经脉那样上下肢都有分布。

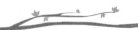

2. 无表里配合关系。

3. 与脏腑无属络关系。

4. 无交接对应规律。

(二)奇经八脉的生理功能

奇经八脉纵横交叉于十二经脉之间,主要具有以下三个方面的生理功能。

1. 密切沟通十二经脉之间的联系　奇经八脉在循行分布过程中,不但与十二经脉交叉相接,紧密沟通十二经脉之间的联系,补充十二经脉在循行分布上的不足,而且对十二经脉还起着分类组合的作用。如督脉又称"阳脉之海",统率诸阳经;任脉又称"阴脉之海",统率诸阴经;冲脉有"十二经脉之海"之称;带脉约束纵行诸经脉;"阳维维于阳""阴维维于阴",二者共同维系一身阳经与阴经。阳跷脉、阴跷脉左右成对,有"分主一身左右阴阳"之说。

2. 调节十二经脉的气血　奇经八脉错综分布,循行于十二经脉之间,当十二经脉气血旺盛有余时,则流注于奇经八脉,蓄以备用;当十二经脉气血不足时,则从奇经八脉溢于十二经脉,以补充调节之。奇经八脉对十二经脉气血调节是双向性的,既能蓄入也能溢出,有利于保持十二经脉气血的相对稳定。

3. 与某些脏腑密切相关　奇经与肝、肾等脏以及脑、髓、女子胞等奇恒之腑有较为密切的联系。如督脉"入颅络脑""行脊中""络肾"可加强脑、髓、肾之间的沟通;任、督、冲三脉同起于胞中,带脉约束胞系,且与肝经相通,与女子的经、带、胎、产密切相关等,故有"冲为血海""任主胞胎"之说。

(三)奇经八脉的循行

1. 督脉　起于胞中,下出会阴,沿脊柱里面上行,至项后风府穴处进入颅内,络脑,并由项沿头部正中线,经头顶、额部、鼻部、上唇,到上唇系带处。

分支:从脊柱里面分出,络肾。

分支:从小腹内分出,直上贯脐中央,上贯心,到喉部,向上到下颌部,环绕口唇,再向上到两眼下部的中央。

督,有总督、督管、统率之意。肾生髓,脑为髓海。督脉与脑、髓、肾的功能密切相关。

(1)调节阳经气血,为"阳脉之海":督脉行于背部正中,多次与手足三阳经及阳维脉交会,对全身阳经起到调节作用,故为"阳脉之海"。

(2)反映脑、髓、肾的功能:督脉循行脊柱后,上行入颅络脑,并从脊柱后分出属肾。

2. 任脉　任脉起于胞中,下出会阴,经阴阜,沿腹部和胸部正中线上行,至咽喉,上行至下颌部,环绕口唇,沿面颊,分行至目眶下。

分支:由胞中别出,与冲脉相并,行于脊柱前。

任,有担任、任受之意。

(1)调节阴经气血,为"阴脉之海":任脉循行于腹面正中线,多次与足三阴经及阴维脉交会,任脉具有调节全身阴经气血的作用,故称为"阴脉之海"。

(2)任主胞胎:任脉起于胞中,能调节月经、促进女子生殖功能,为妇人生养之本,故有"任主胞胎"之说。调理冲任是治疗妇女月经病的主要方法。

3. 冲脉　冲脉起于胞中,下出会阴,从气街部起与足少阴经相并,挟脐上行。散布于胸中,再向上行,经喉,环绕口唇,到目眶下。

分支:从气街部分出,沿大腿内侧进入腘窝,再沿胫骨内缘,下行到足底。

分支:从内踝后分出,向前斜入足背,进入足大趾。

分支:从胞中分出,向后与督脉相通,上行于脊柱内。

冲,有要冲、要道之意。冲脉贯穿全身,为诸经气血之要冲,能调节十二经脉的气血,故有"十二经脉之海"及"血海"之称。

此外,冲脉、任脉与女子的经、带、妊、胎、产、育等密切相关,尤其是女子的月经。因此,月经失调常归因于"冲任不调"。

(1)调节十二经脉气血,为"十二经脉之海":冲脉循行范围广泛,上至头,下至足,贯穿全身,为一身气血之要冲。当脏腑气血不足或有余时,冲脉或溢蓄贮存或灌渗补充,调节十二经脉气血,故有"十二经脉之海""五脏六腑之海"之称。

(2)调节月经及孕育,为"血海":冲脉起于胞中,又称"血海",有促进生殖的功能,与月经密切相关。若冲、任脉气血不足或通行不利,则会发生月经失调或不孕。因此,临床上治月经病及不孕症,多以调理冲任二脉为要。

4. 带脉　带脉起于季胁,斜向下行到带脉穴,绕身一周,环行于腰腹部,并于带脉穴处再向前下方沿髂骨上缘斜行到少腹。

"带",有腰带之意。带脉环腰一周,犹如束带,能约束纵行诸经。此外,带脉与女子月经、带下也有一定关系。

(1)约束纵行诸经:带脉是全身唯一横行的经脉,环腰一周,犹如束带,总束纵行诸脉,使纵行诸脉之脉气不下陷。如《太平圣惠方·辨奇经八脉法》说:"夫带者,言束也,言总束诸脉,使得调柔也。"

(2)主司妇女带下:因带脉亏虚,不能约束经脉,多见妇女带下量多,腰酸无力等症。故《傅青主女科》曰:"夫带下俱是湿证,而以带名者,因带脉不能约束而有此病。"

5. 阴跷脉和阳跷脉　阴跷脉起于内踝下足少阴肾经的照海穴,沿内踝后直上小腿、大腿内侧,经前阴,沿腹、胸进入缺盆,出行于人迎穴之前,经鼻旁,到目内眦,与手足太阳经、阳跷脉会合。

阳跷脉起于外踝下足太阳膀胱经的申脉穴,沿外踝后上行,经小腿、大腿外侧,再向上经腹、胸侧面与肩部,由颈外侧上挟口角,到达目内眦,与手足太阳经、阴跷脉会合,再上行进入发际,向下到达耳后,与足少阳胆经会合于项后。

"跷",有轻捷矫健之意。

(1)主司下肢运动:跷脉从下肢内外侧分别上行头面,具有调节肌肉运动的功能,使下肢运动灵活。古人还有阴阳跷脉"分主一身左右之阴阳"之说。

(2)司眼睑开合:阴阳跷脉交会于目内眦,跷脉濡养眼目,主司眼睑开合。如《灵枢·脉度》说:"气并相还则为濡目,气不荣则目不合。"《灵枢·寒热病》说:"阳气盛则瞋

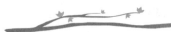

目,阴气盛则瞑目。"

6.阴维脉和阳维脉　阴维脉起于小腿内侧足三阴经交会之处,沿下肢内侧上行,至腹部与足太阴脾经同行,到胁部与足厥阴肝经相合,然后上行至咽喉,与任脉相会。

阳维脉起于外踝下,与足少阳胆经并行,沿下肢外侧向上,经躯干部后外侧,从腋后上肩,经颈部、耳后,前行到额部,分布于头侧及项后,与督脉会合。

"维",有维系和维护之意。阳维脉有维系、联络全身阳经的作用;阴维脉有维系、联络全身阴经的作用。阴阳维脉相互维系,对诸阴阳经脉气血起着溢蓄调节作用。

四、经络的生理功能与应用

(一)经络的生理功能

经络的生理功能主要表现在具有沟通联系、运行气血、感应传导及调节功能平衡等方面。

1.沟通联系作用　人体由脏腑、形体、官窍和经络构成。他们虽有各自生理功能,但却相互协作,有机配合,共同保持其协调和统一。脏腑、形体、官窍各种功能的协调统一,主要是依赖经络的沟通联系作用实现的。由于十二经脉及其分支在机体内纵横交错、四通八达、入里出表、通上达下、属络脏腑、联络肢节,奇经八脉联系沟通十二正经,因而就将身体脏腑、组织器官有机地联系起来,构成了一个内外、表里、左右、上下之间紧密联系的有机整体。经络在人体内所发挥的沟通联系作用是多方位、多层次的,主要表现为以下几个方面。

(1)沟通脏腑与肢节的联系:内在脏腑与肢节的联系,主要通过十二经脉的沟通来实现。十二经脉在体内循行与其相对应的脏腑有着固定的属络关系,其经脉之气又散络结聚于经筋,并布散于皮部。这样,体表的筋肉、皮肤与脏腑通过十二经脉联系而相互沟通。

(2)沟通脏腑与官窍的联系:位于体表的官窍,包括目、口、鼻、耳、舌、前阴、后阴等五官九窍,都是经脉循行所过的部位,经脉又多内属于脏腑。脏腑与官窍之间,可通过经脉沟通。

(3)沟通脏腑之间的联系:十二经脉中,每一经都分别属络一脏和一腑,又通过经别和别络加强联系,这是脏腑相合理论的主要结构基础。某些经脉除属络特定内在脏腑外,还联系多个脏腑。另外十二经别的循行又补充了正经的不足。这样通过经脉的沟通与联系,加强了脏腑之间彼此的联系。

(4)沟通经脉之间的联系:经络系统各部分之间的联系是多层次的。十二经脉之间的表里阴阳相接,有一定的衔接和流注规律,构成首尾相连的整体循行系统。十二经脉之间还有多处交叉、交会,加上经别、别络的联系,更加强了彼此之间的联系。十二经脉和奇经八脉之间也是纵横交错相互联系的,而且奇经八脉之间也是相互联系的。由于人体经络之间有着多方面、多层次的沟通与联系,因此经络成了具有完整结构的机体调节系统。

2. 运行气血作用　气血是人体生命活动的动力和物质基础。人体各脏腑组织器官均需要气血的营养和温煦,经脉是运行气血的主要通道。《灵枢·本藏》说:"经脉者,所以行血气而营阴阳,濡筋骨,利关节者也。"

十二经脉是人体经络系统的核心,也是人体气血运行的主要通道。《灵枢·营气》认为机体气血的运行,主要沿着十二经脉流注衔接的次序,并与任、督两脉构成首尾相接、如环无端的整体。经络功能活动正常,气血运行通畅,各脏腑维持正常生理活动,防止疾病的发生。

3. 感应传导作用　感应传导,是指经络系统对于针刺或其他器具刺激的感觉传递及通导作用,又称为"经络感传现象"。刺激某一穴位时,表现为局部有酸、麻、重、胀、寒、热等特殊的感觉,有时还会沿一定线路传导。《黄帝内经》称为"气至",即"得气"。经络的感应传导作用,使"气至病所",达到良好治疗效应。《灵枢·九针十二原》强调"刺之要,气至而有效"。

经络是人体各组成部分之间的信息传导网,是人体内信号的传送道。当肌表受到某种刺激(针刺、按摩等)时,刺激量就沿着经脉传导于体内有关脏腑,使该脏腑的功能发生变化,产生或补或泻的作用。脏腑功能活动或病理变化的信息亦可通过经络而反映于体表。这就是"有诸内必行诸外"的主要生理基础。

另外,药物治疗疾病,也必须通过经络的传导作用,方能使药物到达病所,发挥治疗作用,创立并形成了"药物归经"与"引经报使"等理论。如杏仁、桔梗入肺经以治疗胸闷喘咳;朱砂、酸枣仁入心经治疗心悸、失眠等。

4. 调节功能平衡作用　经络通过对各种信息的接收、传递、变换等作用,自行调节气血的运行,对脏腑功能进行调节,维持人体内外环境的相对平衡,维持阴阳动态平衡状态。若气血阴阳失去平衡,经络可自行调节,不能恢复者,则发生疾病。在发生疾病时,可针对阴阳气血失调,采用针刺、艾灸、推拿、导引等手段,刺激适当穴位,以激发经络的调节作用,"邪气有余、补其不足、阴阳平复"。如针刺手厥阴心包经的内关穴,对心律有双向调节作用,临床上既可治心动过缓,又可治心动过速。可见,经络的调节作用可表现出一种良性的双向调节作用,这在针灸、推拿等疗法中具有重要意义。

(二)经络学说在中医学中的应用

经络学说是中医基础理论的重要组成部分,可以阐述人体的生理功能和疾病病理变化,指导疾病的诊断与治疗。

1. 阐释疾病病理变化　在生理情况下,经络有运行气血、感应传导、沟通联系、调节平衡脏腑的作用。在病理情况下,经络则成为传递病邪和反映病变的途径。

(1)外邪由表入里的传播途径:经络内属脏腑,外联皮肤、筋骨。外邪侵袭体表,通过经络,由表及里,由浅入深,可波及脏腑。如外邪侵袭肌表,初见恶寒、头痛等症,若外邪循经内传于肺,则可出现咳喘、胸痛、胸闷等肺部症状。故《素问·皮部论》说:"邪客于皮则腠理开,开则邪入客于络脉,络脉满则注于经脉,经脉满则入舍于腑脏也。"

《素问·缪刺论》说:"夫邪之客于形也,必先舍于皮毛;留而不去,入舍于孙脉;留而

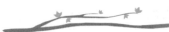

不去,入舍于络脉;留而不去,入舍于经脉,内连五脏,散于肠胃。"

(2)内脏病变反映于体表的途径:内脏病变通过经络传导,反映于体表的某些特定部位及官窍脏腑病变,反映于外。如肝气郁结可见两胁或少腹疼痛;胃火上炎则牙龈肿痛;肝火上炎则目赤;心火上炎可见舌尖疼痛或口舌生疮;肾精亏虚可见足跟痛;真心痛则心前区疼痛,常波及上肢内侧后缘。

(3)脏腑病变相互传变的途径:人体的十二经脉,分别络属一脏一腑,从而建立相为表里的一脏一腑联系。同时,有的经脉还联系多个脏腑,或有的脏腑有多条经脉到达。在疾病状态下,脏腑病变可因为经络沟通相互传变。互为表里的脏腑在病理上相互影响,由脏及腑或由腑及脏。如手少阴心经和手太阳小肠经互为表里,故心火可下移于小肠;手太阴肺经和手阳明大肠经互为表里,大肠实热可引起肺气不利。由于脏腑之间有经脉沟通,足少阴肾经"入肺""络心",故肾水泛滥,可以"凌心""射肺";足厥阴肝经挟胃、注肺中,故肝病可波及胃和肺脏。

2. 指导疾病的诊断　应用经络学说诊断疾病,主要体现在通过经络的循行路线和属络脏腑。

(1)循经诊断:由于经脉各自有其特定的循行部位和联系脏腑,因此,临床根据疾病症状出现的部位,做出相应疾病的判断。如腰部疼痛多与肾有关;两胁疼痛多为肝胆疾病;缺盆中痛常是肺脏病变。

对经络所属穴位出现的异常反应(压痛、结节、条索)进行体察和分析,以确定病位,可帮助进行诊断。如肝病时,肝俞穴及期门穴多有压痛;胆病时,在胆俞穴及胆囊穴附近常有压痛;肺脏有病时可在肺俞穴、中府等穴有压痛、过敏或皮下结节;胃肠病时常在足三里、地机等穴出现压痛;长期消化不良者,可在脾俞穴见到异常变化等。

(2)分经诊断:分经诊断是根据病变所在部位,详细区分疾病所属经脉进行诊断。如又如头痛一症,痛在前额者,多与阳明经有关;痛在两侧者,多属少阳经病变;痛在后头部及项部者,多与太阳经有关;痛在巅顶者,多与厥阴经有关。又如上牙痛,病在足阳明胃经;下牙痛,病在手阳明大肠经。

3. 指导疾病的治疗

(1)循经取穴,指导针灸推拿治疗:针灸、推拿疗法是以经络学说作为理论基础的常用治病保健方法。腧穴是经络气血转输交会之处,针灸、推拿等多种方式刺激特定腧穴,调理体内失衡的经络气血及脏腑功能,可恢复体内阴阳的相对协调平衡。

经络是按一定部位循行分布的,所以取穴的基本原则是"经脉所过,主治所及"。常用的循经取穴、十二经表里配穴、俞募配穴、阴阳配穴以及某些特定的配穴法,都以经络的循行为依据。

(2)分经用药,指导药物治疗:药物治疗也是以经络为渠道,通过经络的传导转输,使药达病所,发挥其治疗作用。中药归经,是药物与脏腑经络之间存在着特殊的亲和关系和选择性作用。金·张元素(字洁古)根据经络学说,创立了"引经报使"理论。引经报使中药,又称"的药",即某些药物能引导其他药物选择性地治疗某经、某脏的疾病,类似于现代的靶向药物。如《医学启源·各经引用》曰："太阳经,羌活;在下者黄柏,小肠、膀胱也。少阳经,柴胡;在下者青皮,胆、三焦也。阳明经,升麻、白芷;在下者,石膏,胃、大肠也。太阴经,白芍药,脾、肺也。少阴经,知母,心、肾也。厥阴经,青皮;在下者,柴胡,肝、包络也。以上十二经之的药也。"

同是泻火药物,黄连泻心火,黄芩泻肺火、大肠火,柴胡泻肝胆火、三焦火,白芍泻脾火,知母泻肾火,木通泻小肠火,石膏泻胃火。中药归经理论使得药物运用更为灵活多变,反映了临床用药的一些特殊规律。

五、经络学说对张氏经络收放疗法的指导作用

经络收放疗法通过收放十二正经穴位,可以调节十二经气血,对于十二经脉之实证,可用放法治疗;对于十二经脉之虚证,可用收法治疗。因为十二正经与脏腑相连,脏腑有其五行属性,故十二经脉亦有其五行属性,如肺经属金、脾经属土、心与心包经属火、肾经属水、肝经属木、膀胱经属水、三焦与小肠经属火、胃经属土、胆经属木、大肠经属金等。这样,十二经脉的五行属性就和经络收放疗法中的五行取穴产生了密切关系。

《灵枢·终始》详细记载了六经之终的病变,对于三阳之脉,如"太阳之脉,其终也,戴眼,反折,瘛疭,其色白,绝皮乃绝汗,绝汗则终矣",主要指足太阳经经气之终时其循行路线上出现的相关病变。足太阳在五行属水,所以对于足太阳经脉的实证,用水穴,主用放法治疗;对于足太阳经脉的虚证,主用收法治疗。"少阳终者,耳聋,百节尽纵,目系绝,一日半则死矣。其死也,色青白,乃死",即指出手少阳经经气之终时其经脉循行路线上产生的相关病变。少阳在五行属木,性质属火,故对于少阳经脉病变的虚证,主以火收之法治疗;而对于其实证,可用木放之法治疗。"阳明终者,口目动作,喜惊,妄言,色黄,其上下之经盛而不行,则终矣",即指出手足阳明经经气之终时其经脉循行路线上出现的相关病变。阳明在五行属土,症候有虚有实,虚证则以土生长之法以平补;实证可以用放法以泻湿热。

对于三阴之脉,如"少阴终者,面黑,齿长而垢,腹胀闭塞,上下不通而终矣",主要指足少阴经经气之终所出现的相关症候,足少阴肾在五行属水,症候以虚证为多,根据经络收放理论,取少阴肾经之金穴,用收法以金水相生。而手少阴心经病变,多表现为其经脉所过部位疼痛,因实者主要有心脉气滞血瘀,可见心痛、胸闷、舌暗有瘀点等症,心在五行属火,可取心经水穴,施以放法,以活血通脉,因虚者主要有心之气血不足,阴阳虚损证可见心悸、乏力、少气、舌质淡、面色无华等症,可取心经火穴,施以收法,以益气养心。"厥阴终者,中热嗌干,喜溺,心烦,甚则舌卷,卵上缩,而终矣",主要指足厥阴肝经经气之终所出现的症候。足厥阴肝藏血,主疏泄,在五行上,性质属木,症候上虚实并见,肝经之气终者,则见肝经所过部位出现相关症候,如舌卷、卵上缩等。对于肝经之实证,多见烦躁易怒,情绪不佳,肝经循行部位上有结节等,治疗则可取肝经之木穴,并施以放法以泻肝经实邪;对于肝经之虚证,多表现为肝不藏血之候,如妇女经血量少、身体疲惫等,则可取肝经之金穴并施以收法。"太阴终者,腹胀闭,不得息,气噫,善呕,呕则逆,逆则面赤,不

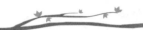

逆则上下不通,上下不通则面黑,皮毛憔而终矣",主要指足太阴脾经和手太阴肺经经气之终所出现的症候,因肺主气,司呼吸而外合皮毛,脾主运化,以为后天之本,故太阴之经气终者,往往出现手足太阴所主的相关症候,手太阴肺经病变,多表现为肺之经脉不通或肺的经脉不荣,在手太阴肺经的循行路线上则出现相关的病变,如疼痛、结节等。因肺应秋而属金,故对于肺经实证取肺经木穴或水穴,用放法治疗;对于肺经虚证,取肺经金穴或火穴、用收法治疗;脾应长夏而性质属土,故对于脾和脾经之虚证,可用脾经之土穴以平补以助生化之源,对于脾经的实证,如脾胀等,则可取脾经之水穴或木穴并施以放法以泄其邪。

第二章
张氏经络收放疗法常用腧穴

穴位定位常用骨度折量定位法。骨度折量定位法是指以体表骨节为主要标志折量全身各部的长度和宽度,定出分寸,用于腧穴定位的方法。即以《灵枢·骨度》规定的人体各部的分寸为基础,结合后世医家创用的折量分寸(将设定的两骨节点之间的长度折量为一定的等分,每1等分为1寸,10等分为1尺),作为定穴的依据。常用骨度折量寸见表2-1。

表2-1 常用骨度折量寸

部位	起止点	折量寸	度量法	说明
头面部	前发际正中至后发际正中	12	直寸	用于确定头部腧穴的纵向距离
	眉间(印堂)至前发际正中	3	直寸	用于确定前头部腧穴的纵向距离
	两额角发际(头维)之间	9	横寸	用于确定头前部腧穴的横向距离
	耳后两乳突(完骨)之间	9	横寸	用于确定头后部腧穴的横向距离
胸腹胁部	胸骨上窝(天突)至剑胸结合中点(歧骨)	9	直寸	用于确定胸部任脉穴的纵向距离
	剑胸结合中点(歧骨)至脐中	8	直寸	用于确定上腹部腧穴的纵向距离
	脐中至耻骨联合上缘(曲骨)	5	直寸	用于确定下腹部腧穴的纵向距离
	两肩胛骨喙突内侧缘之间	12	横寸	用于确定胸部腧穴的横向距离
	两乳头之间	8	横寸	用于确定胸腹部腧穴的横向距离
	腋窝顶点至第11肋游离端(章门)	12	直寸	用于确定胁肋部腧穴的纵向距离
背腰部	肩胛骨内侧缘至后正中线	3	横寸	用于确定背腰部腧穴的横向距离
上肢部	腋前、后纹头至肘横纹(平尺骨鹰嘴)	9	直寸	用于确定上臂部腧穴的纵向距离
	肘横纹(平尺骨鹰嘴)至腕掌(背)侧远端横纹	12	直寸	用于确定前臂部腧穴的纵向距离

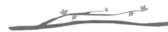

续表2-1

部位	起止点	折量寸	度量法	说明
下肢部	耻骨联合上缘至髌底	18	直寸	用于确定大腿内侧部腧穴的纵向距离
	髌底至髌尖	2	直寸	
	髌尖（膝中）至内踝尖	15	直寸	用于确定小腿内侧部腧穴的纵向距离
	胫骨内侧髁下方阴陵泉至内踝尖	13	直寸	
	股骨大转子至腘横纹（平髌尖）	19	直寸	用于确定大腿部前外侧部腧穴的纵向距离
	臀沟至腘横纹	14	直寸	用于确定大腿后部腧穴的纵向距离
	腘横纹（平髌尖）至外踝尖	16	直寸	用于确定小腿外侧部腧穴的纵向距离
	内踝尖至足底	3	直寸	用于确定足内侧部腧穴的纵向距离

第一节　经络收放疗法清脑术常用穴位

一、太阳

左太阳为金穴,右太阳为木穴,为经外奇穴。

【定位】　在颞区,位于眉梢与目外眦连线的后端,约1横指的位置,存在一个凹陷区域。见图2-1。

【解剖】　此区域的深层组织包括颞筋膜和颞肌,其中上颌神经颧颞支和颞浅动脉在表层穿行。在更深的层次,下颌神经肌支和颞浅动脉肌支则在此区域内分布。

【主治】　①头痛;②目疾;③面瘫。

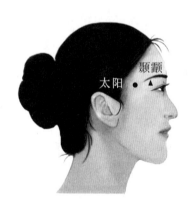

图2-1　太阳

二、四白

四白为水穴。

【定位】　以双眼正视为基准,位于瞳孔下方,眶下孔的凹陷处。见图2-2。

【解剖】　在眶下孔处,此区域位于眼轮匝肌和上唇方肌的交汇点。在这一部位,包含面动、静脉的分支,以及眶下动、静脉。同时,分布有面神经的分支,尤其是眶下神经在此区域特别显著。

【主治】　①眼部相关疾病；②面部病证如口眼㖞斜、三叉神经痛、面肌痉挛等；③头痛、眩晕等。

三、鱼腰

鱼腰为火穴，经外奇穴。

【定位】　在头部，瞳孔直上，眉毛中。见图2-3。

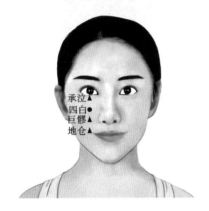

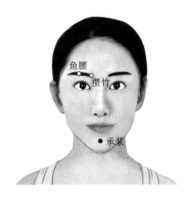

图2-2　四白　　　　　　　　　　图2-3　鱼腰、攒竹、承浆

【解剖】　在眼轮匝肌内部结构中，表面神经的眶上神经在此区域提供感觉输入，而深层则有面神经的颞支和额动脉的血液供应路径。

【主治】　①眉棱骨痛；②眼睑眴动、眼睑下垂、目赤肿痛、目翳；③口眼㖞斜。

四、率谷

左率谷为金穴，右率谷为木穴。

【定位】　耳尖直上，入发际1.5寸。见图2-4。

【解剖】　在颞肌内部，有颞动、静脉的顶端分支；分布有耳颞神经和枕大神经会合支。

【主治】　①头晕、头痛；②小儿急、慢惊风。

五、风池

左风池为金穴，右风池为木穴。

【定位】　位于胸锁乳突肌与斜方肌上端连接区域的凹陷之中，与风府穴平齐。见图2-5。

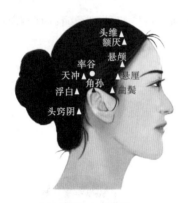

图2-4　率谷

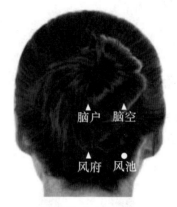

图2-5　风池

【解剖】　处在胸锁乳突肌与斜方肌上端连接部位的凹陷内,其深部为头夹肌;枕动、静脉的分支在此可见;枕小神经的分支分布于此区域。

【主治】　①中风、癫痫、头痛、眩晕、耳鸣等由内风引发的病证;②感冒、鼻塞、鼻衄、目赤肿痛、听力下降、面部歪斜等由外风导致的病证;③颈部僵硬。

六、肩中俞

左肩中俞为金穴,右肩中俞为木穴。

【定位】　位于第7颈椎棘突下方,向两侧延伸2寸的距离。见图2-6。

【解剖】　在第1胸椎横突末端,肩胛骨内侧角边缘,表面覆盖斜方肌,深层则有肩胛提肌和菱形肌;有颈横动、静脉;分布有第1胸神经后支内侧皮支、肩胛神经和副神经。

【主治】　①咳嗽、气短;②肩背部位的疼痛。

七、攒竹

攒竹穴为火穴。

【定位】　眉头凹陷中,约在目内眦直上。见图2-3。

【解剖】　在额肌和皱眉肌的交汇处,额动、静脉的途径;额神经内侧支在此分布。

【主治】　①头痛、眉骨痛;②眼睑下垂、视物模糊、泪水过多、目赤肿痛;③呃逆。

八、曲差

左曲差为金穴,右曲差为木穴。

【定位】　在前发际线正中点上移0.5寸,旁开1.5寸的位置,即神庭穴与头维连线内1/3与中1/3交汇点。见图2-7。

【解剖】　在额肌之上,额动、静脉的路径;额神经内侧支在此区域分布。

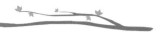

【主治】 ①头晕、头痛;②鼻塞、鼻衄。

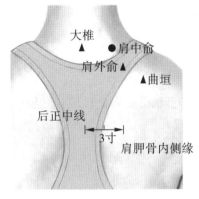

图2-6 肩中俞

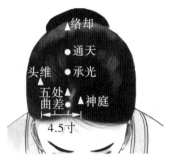

图2-7 曲差、承光、通天

九、承光

左承光为金穴,右承光为木穴。

【定位】 在前发际线正中点上移2.5寸,旁开1.5寸的位置,即五处穴之后1.5寸。见图2-7。

【解剖】 此处覆盖帽状腱膜,额动、静脉,颞浅动、静脉及枕动、静脉的交织网络;额神经外侧支和枕大神经的结合点在此。

【主治】 ①头晕、头痛;②鼻塞;③热病。

十、通天

左通天为金穴,右通天为木穴。

【定位】 前发际线正中点上移4寸,旁开1.5寸的位置,即承光穴之后1.5寸。见图2-7。

【解剖】 同样覆盖帽状腱膜,但此处的动静脉网络包括颞浅动、静脉和枕动、静脉的交织;枕大神经分支在此分布。

【主治】 ①头晕、头痛;②鼻塞、鼻衄、鼻窦炎。

十一、百会

百会为土穴。

【定位】 后发际线中央垂直向上延伸7寸之处;亦即头部正中线与双耳尖连线交汇的点。见图2-8。

【解剖】 位于帽状腱膜内部;包含左右颞浅动脉与静脉以及左右枕动脉与静脉形成的吻合网;神经方面涉及枕大神经及其额神经的分支。

【主治】 ①精神异常,肢体抽搐;②头颈部疼痛,耳鸣;③心悸不安,失眠,记忆力减

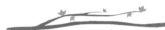

退;④腹部下垂症状,阴部松弛,腹泻。

十二、承浆

承浆为水穴。

【定位】 颏唇沟中央的凹陷位置。见图2-3。

【解剖】 位于口轮匝肌与颏肌之间;下唇动、静脉的分支在此区域;神经分布包括面神经的下颌分支及颏神经分支。

【主治】 ①口歪,齿龈肿痛,流涎;②暴喑,癫狂。

十三、海泉

海泉为水穴。

【定位】 在口腔内,舌下系带中点处。见图2-9。

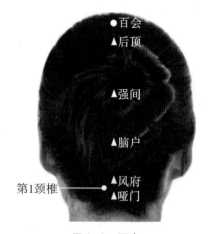

图2-8 百会

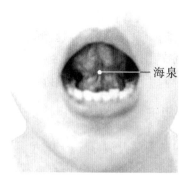

图2-9 海泉

【解剖】 分布有下颌神经的舌神经、舌下神经和面神经鼓索的神经纤维。有舌动脉的分支、舌深动脉和舌静脉的属支舌深静脉。

【主治】 ①舌缓不收、重舌肿胀、喉闭;②呕吐、呃逆、腹泻、消渴。

十四、人中

人中为土穴。

【定位】 在人中沟的上1/3与下2/3交界处。见图2-10。

【解剖】 位于口轮匝肌与颏肌之间;下唇动、静脉的分支在此区域;神经分布包括面神经的下颌分支及颏神经分支。

【主治】 ①诸急症和精神异常;②鼻塞、鼻衄,五官不适;③腰部外伤。

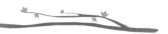

十五、印堂

印堂为土穴。

【定位】　在额头中央,两眉毛正中位置。见图2-10。

【解剖】　位于降眉间肌内部,表层由滑车上神经支配,深层则有面神经颞支和内眦动脉分布。

【主治】　①头痛、眩晕;②鼻衄、鼻渊;③小儿惊风、失眠。

十六、神庭

神庭为火穴。

【定位】　额前部发际正中直上0.5寸。见图2-11。

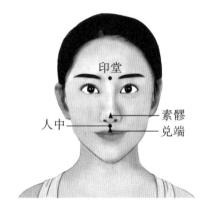

图2-10　人中、印堂

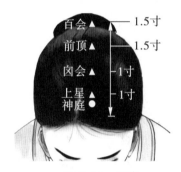

图2-11　神庭

【解剖】　在左右额肌交接处;额动、静脉的分支在此区域;额神经的分支覆盖此区域。

【主治】　①癫狂痫、中风;②头痛、目眩、失眠、惊悸;③目赤、目翳、鼻渊、鼻衄。

第二节　经络收放疗法通督术常用穴位

一、内关

左内关为金穴,右内关为木穴。

【定位】　腕横纹上2寸,掌长肌腱与桡侧腕屈肌腱之间的区域。见图2-12。

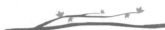

【解剖】 在桡侧腕屈肌腱与掌长肌腱之间,有指浅屈肌与指深屈肌;前臂正中动、静脉在此区域,深部为前臂掌侧骨间动、静脉;前臂内侧皮神经在此区域,其下为正中神经,深层则有前臂掌侧骨间神经。

【主治】 ①心脏病;②胃部不适;③胁下肿块;④精神异常;⑤肘臂部位的疼痛。

二、曲泽

左曲泽为金穴,右曲泽为木穴。

【定位】 将肘部微屈,肘横纹中心,肱二头肌腱尺侧缘。见图2-13。

【解剖】 在肱二头肌腱尺侧区域,包含肱动、静脉;正中神经的主干在此区域分布。

【主治】 ①心脏病;②胃不适、呕血、呕吐;③暑热病;④肘臂挛痛。

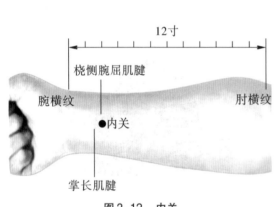

图2-12 内关

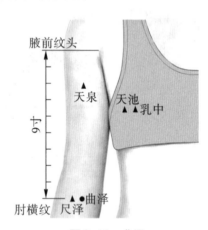

图2-13 曲泽

三、阳池

左阳池为金穴,右阳池为木穴。

【定位】 腕背横纹的中点,指伸肌腱尺侧缘的凹陷处。见图2-14。

【解剖】 在皮下可见手背静脉网,第4掌背动脉;尺侧神经手背支及前臂背侧皮神经的末支在此区域分布。

【主治】 ①目赤肿痛、耳聋、咽喉炎;②糖尿病;③上肢疼痛。

四、外关

外关为水穴。

【定位】 腕背横纹上2寸,尺骨与桡骨交汇处正中。见图2-15。

【解剖】 位于桡骨与尺骨之间,介于指总深肌与拇长伸肌之间;深层包含前臂骨间

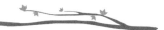

背侧动脉和掌侧动、静脉;受前臂背侧皮神经支配,深层则有前臂骨间背侧神经及掌侧神经。

【主治】 ①发热病证;②头部诸痛,目赤肿痛,耳部疾患;③淋巴结核、胁痛;④上肢瘫痪无力。

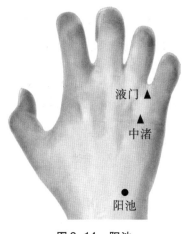

图2-14 阳池

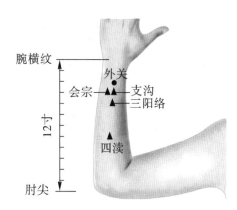

图2-15 外关

五、手三里

手三里为木穴。

【定位】 在阳溪与曲池连线的末端,肘部横纹下2寸的位置。简便取穴法:让被取穴者屈肘呈直角。找到肘横纹(肘关节处的横纹)从肘横纹下2寸的位置就是手三里穴。见图2-16。

【解剖】 肌肉与神经结构与下廉穴相似,而血管部分则是桡返动脉的分支。

【主治】 ①上肢无力及运动障碍;②腹部不适;③牙齿疼痛与脸颊肿胀等症状。

六、曲池

曲池为土穴。

【定位】 屈肘呈90°,肘横纹外侧端与肱骨外上髁连线上段中心。见图2-17。

【解剖】 在桡侧腕长伸肌的起点区域,与肱桡肌相邻;有桡返动脉的分支;由前臂背侧皮神经供应,深层可见桡神经本干。

【主治】 ①臂痛、上肢活动受限;②发热病证、高血压、精神异常;③腹部不适;④荨麻疹、湿疹、淋巴结核。

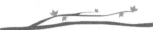
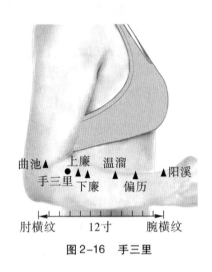

图 2-16　手三里

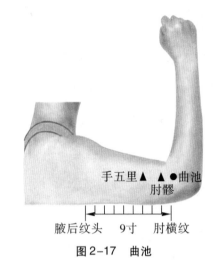

图 2-17　曲池

七、肩髃

肩髃为木穴。

【定位】　肩峰与肱骨大结节间的中点，即在肩部两侧凹陷的前端下方。见图 2-18。

【解剖】　此处有旋肱后动、静脉分布；受到锁骨上神经与腋神经的支配。

【主治】　①臂痛、上肢活动受限；②荨麻疹。

八、云门

云门为水穴。

【定位】　胸外侧部，肩胛骨喙突上方，前正中线旁开 6 寸，位于锁骨下窝的凹陷处。见图 2-19。

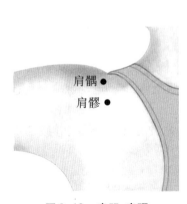

图 2-18　肩髃、肩髎

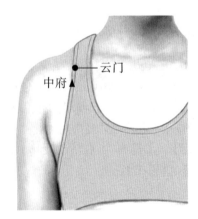

图 2-19　云门

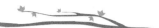

【解剖】　周围有胸大肌覆盖,皮下有头静脉通过,深部有胸肩峰动脉分支;神经方面,有胸前神经的分支臂丛外侧束及锁骨上神经中后支分布。

【主治】　①咳喘;②背部疼痛。

九、肩髎

肩髎为火穴。

【定位】　肩峰后下方,上臂外展后,在肩髃穴后方约1寸的凹陷处。简便取穴法:患者取正坐位或者侧卧位,先找到肩部的最高点,即肩峰。然后在肩峰的后下方,当手臂外展(手臂向外侧抬起)时,可以摸到一个凹陷,这个凹陷处就是肩髎穴。见图2-18。

【解剖】　在肩峰后下方,三角肌内部;旋肱后动脉的肌支在此出现;腋神经的肌支亦分布于此区域。

【主治】　肩臂挛痛不遂。

十、肩贞

左肩贞为金穴,右肩贞为木穴。

【定位】　将手臂内收,腋后纹头位置向上1寸,即在肩胛骨边缘的凹陷中。见图2-20。

【解剖】　在肩关节后方,肩胛骨的外侧边缘,三角肌的后缘,下层是大圆肌;旋肩胛动、静脉在此区域;腋神经分支贯穿其中,最深层上方为桡神经。

【主治】　①上肢疼痛;②瘰疬。

十一、臑俞

左臑俞为金穴,右臑俞为木穴。

【定位】　手臂内收,腋后纹头直线向上,肩胛骨边缘的凹陷中。见图2-20。

【解剖】　在肩胛骨的关节窝后方,三角肌内侧;冈下肌位于深层;旋肱后动、静脉在此区域;腋神经贯穿其中,深层为肩胛上神经。

【主治】　①肩痛;②瘰疬。

十二、肩井

肩井为土穴。

【定位】　位于肩部顶端,前正中线与乳中点交汇处,肩峰与肱骨大结节连线的中点。见图2-21。

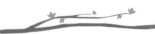

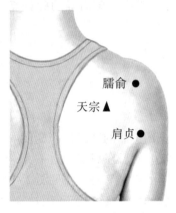

图 2-20　肩贞、臑俞

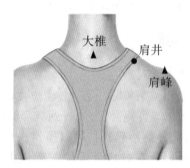

图 2-21　肩井

【解剖】　位于斜方肌与肩胛提肌、冈上肌的深层交汇处,包含颈横动、静脉的分支,同时受到腋神经的支配。其内部结构复杂,包含肩部的主要肌肉群和血管、神经。

【主治】　①肩臂拘挛、上肢功能障碍;②颈项僵硬;③乳痈;④中风后症状等。

十三、曲垣

曲垣为水穴。

【定位】　位于肩胛骨的冈上窝内侧端,当臑俞穴与第 2 胸椎棘突连线的中点处。见图 2-22。

【解剖】　于肩胛骨之上部,斜方肌与冈上肌交界处;有颈内动脉的分支,深层为肩胛上动脉肌支;包含第 2 胸神经后支的外侧皮支以及副神经,深层则为肩胛上神经肌支。

【主治】　肩背痛。

十四、魄户

魄户为水穴。

【定位】　第 3 胸椎棘突下方,后正中线旁开 3 寸。见图 2-23。

【解剖】　在肩胛骨脊柱缘,可见斜方肌和菱形肌,更深层处为髂肋肌;该区域分布着第 3 肋间动、静脉的背侧分支以及颈横动脉的下降分支;此外,还有第 2、3 胸神经的后支分布于此。

【主治】　①肺部疾病;②颈项痛。

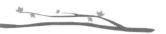

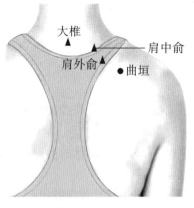

图2-22 曲垣

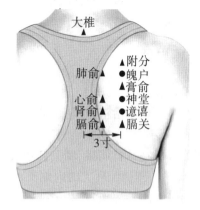

图2-23 魄户、神堂、譩譆

十五、神堂

神堂为水穴。

【定位】 第5胸椎棘突下方,后正中线旁开3寸。见图2-23。

【解剖】 在肩胛骨脊柱缘,可见斜方肌和菱形肌,更深层处为髂肋肌;该区域分布着第5肋间动、静脉的背侧分支以及颈横动脉的下降分支;此外,还有第4、5胸神经的后支分布于此。

【主治】 ①咳喘、胸闷;②脊背强痛。

十六、譩譆

譩譆为水穴。

【定位】 第6胸椎棘突下方,后正中线旁开3寸。见图2-23。

【解剖】 在斜方肌外缘,可见髂肋肌;该区域分布着第6肋间动、静脉的背侧分支;此外,还有第5、6胸神经的后支分布于此。

【主治】 ①咳喘;②肩背痛;③疟疾、热病。

十七、大椎

大椎为水穴。

【定位】 位于后正中线上,第7颈椎的下方凹陷处。简便取穴法:在低头时,颈椎中最突出的棘突就是第7颈椎棘突,其下方的凹陷即为大椎穴。见图2-24。

【解剖】 在腰背筋膜、棘上韧带及肌间韧带的组织中;有颈横动脉的分支以及棘间皮下静脉丛;第8颈神经后支的内侧支在此区域分布。

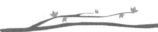

【主治】　①疟疾等热性病证;②感冒诸证;③精神异常;④颈部僵硬,脊椎疼痛;⑤皮肤过敏、痤疮。

十八、身柱

身柱为水穴。

【定位】　位于后正中线上,第 3 胸椎的下方凹陷处,与两侧肩胛骨顶部的高点相对应。见图 2-24。

【解剖】　在腰背筋膜、棘上韧带及肌间韧带中;有第 3 肋间动脉的后支以及棘间皮下静脉丛;第 3 胸神经后支的内侧支在此区域分布。

【主治】　①肺部疾病;②精神异常;③脊椎疼痛;④皮肤感染、背部肿块。

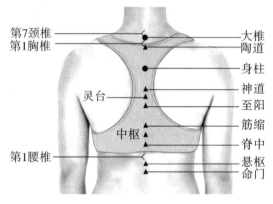

图 2-24　大椎、身柱

第三节　经络收放疗法强坤术常用穴位

一、神阙

神阙为土穴。

【定位】　腹部中部,前正中线上,位于脐中央位置。见图 2-25。

【解剖】　位于脐窝中央,其深部组织与小肠紧密相连,周围环绕着腹壁下动、静脉,同时被第 10 肋间神经前皮支的内侧部分覆盖。

【主治】　①中风引起的虚脱、四肢厥冷、昏迷、癫痫、乏力;②腹痛、腹泻、便秘;③尿失禁、生殖系统疾病等。

二、鸠尾

鸠尾为水穴。

【定位】　上腹部,前正中线上,位于胸剑结合部下 1 寸,即锁骨下窝的凹陷处。见图 2-25。

【解剖】　此穴位位于腹白线之上,紧邻腹直肌的起点,内部组织包括肝脏等重要器官。该区域有腹壁上下动、静脉的分支,以及第 6 肋间神经前皮支的内侧支分布。

【主治】　①心脏病;②精神异常;③咳喘;④胃部不适等。

三、下脘

下脘为土穴。

【定位】　位于上腹部,前正中线上,脐中上方 2 寸处。见图 2-25。

【解剖】　处于腹白线的特定位置,内部包含横结肠,其周围有腹壁上下动、静脉的交界处的分支,以及第 8 肋间神经前皮支的内侧支。

【主治】　①消化不良,腹部胀满、疼痛,便秘,腹泻;②腹部肿块、虚肿等。

四、腹哀

左腹哀为金穴,右腹哀为木穴。

【定位】　位于上腹部,前正中线旁开 4 寸,脐中上方 3 寸处。见图 2-26。

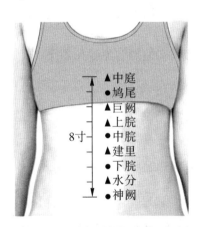

图 2-25　神阙、鸠尾、下脘、中脘

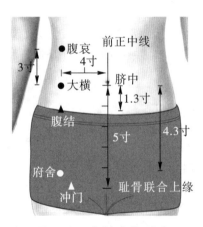

图 2-26　腹哀、大横、府舍

【解剖】　位于腹内外斜肌及腹横肌的肌部,其内部结构复杂,包含第 8 肋间动、静脉,同时被第 8 肋间神经覆盖。

【主治】　消化不良、腹痛、便秘、痢疾。

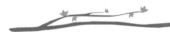

五、大横

左大横为金穴,右大横为木穴。

【定位】 位于腹部,脐中旁开 4 寸处。见图 2-26。

【解剖】 位于腹外斜肌和腹横肌的肌体部分;此区域有第 11 肋间动、静脉分布;有第 12 肋间的神经支配。

【主治】 消化系统疾病如腹痛、腹泻、便秘等。

六、府舍

左府舍为金穴,右府舍为木穴。

【定位】 位于下腹部,脐中下方 4.3 寸,前正中线旁开 4 寸。见图 2-26。

【解剖】 位于腹股沟韧带上方外侧,其内部结构包括腹外斜肌腱膜、腹内斜肌下部及腹横肌下部,周围有腹壁浅动脉及肋间动、静脉环绕,同时接受髂腹股沟神经的支配(右侧对应盲肠下部,左侧对应乙状结肠下部)。

【主治】 腹部疼痛、疝气、腹部积聚等。

七、中极

中极为火穴。

【定位】 位于下腹部,前正中线上,脐中下方 4 寸。见图 2-27。

【解剖】 处于腹白线内部,其内部包含乙状结肠,周围有腹壁浅动、静脉分支和腹壁下动、静脉分支,受髂腹下神经的前皮支支配。

【主治】 ①泌尿系统疾病如小便不利、尿失禁;②性功能障碍如阳痿、早泄、遗精、白浊等。

八、三阴交

三阴交为土穴。

【定位】 小腿内侧,内踝尖上方 3 寸处,胫骨内侧缘后方。见图 2-28。

【解剖】 位于胫骨后缘和比目鱼肌之间,其内部包含趾长屈肌,周围有大隐静脉及胫后动、静脉环绕,同时接受小腿内侧皮神经和胫神经的支配。

【主治】 ①消化不良;②月经紊乱、子宫脱垂;③性功能障碍;④排尿异常;⑤睾丸疾病;⑥失眠、下肢无力等。

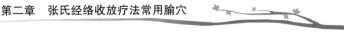

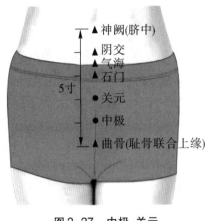

图2-27 中极、关元

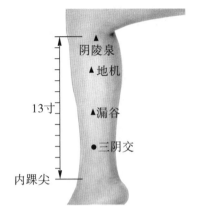

图2-28 三阴交

九、血海

血海为木穴。

【定位】 膝关节弯曲时,大腿内侧,髌底内侧边缘向上2寸处。见图2-29。

【解剖】 位于股骨内上髁上缘,其内部结构包括股动、静脉肌支,同时被股前皮神经及股神经肌支覆盖。

【主治】 ①月经不调;②皮肤病等。

十、中脘

中脘为水穴。

【定位】 位于上腹部,前正中线上,脐中上方4寸处。见图2-25。

【解剖】 位于腹白线的深处,其内部包含胃幽门部,周围有腹壁上动、静脉分支,同时受第7、8肋间神经前皮支的内侧支支配。

【主治】 ①消化系统疾病;②精神异常;③产后病等。

十一、膻中

膻中为水穴。

【定位】 胸部中央,第4肋间,两乳头连线的中点。见图2-30。

【解剖】 位于胸骨体的上部,其内部包含胸廓内动、静脉的前穿支,同时被第4肋间神经前皮支的内侧支支配。

【主治】 ①咳嗽、呼吸困难、肺部感染、胸痛;②心脏病;③产后乳汁不足;④食管梗阻、腹部肿胀。

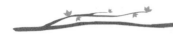

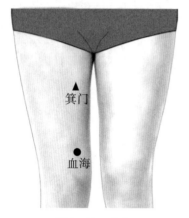

图 2-29　血海

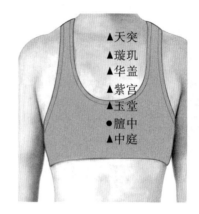

图 2-30　膻中

十二、关元

关元为火穴。

【定位】　位于下腹部,前正中线上,脐中下方 3 寸处。见图 2-27。

【解剖】　位于腹白线的深处,其内部包含小肠,周围有腹壁浅动、静脉分支和腹壁下动、静脉分支,受第 12 肋间神经前皮支的内侧支支配。

【主治】　①中风后遗症;②体弱乏力;③下腹疼痛、恶心呕吐、腹泻、肛门脱垂;④睾丸疾病;⑤尿路感染、尿频、尿潴留;⑥性功能障碍;⑦月经不调、闭经、痛经、带下病、阴道松弛;⑧头晕、失眠、焦虑、心悸。

第四节　经络收放疗法培元术常用穴位

一、昆仑

左昆仑为金穴,右昆仑为木穴。

【定位】　脚踝后方,外踝尖与足跟之间的凹陷处。见图 2-31。

【解剖】　位于腓骨短肌的区域,其内部包含小隐静脉及外踝后动、静脉,同时被腓肠神经覆盖。

【主治】　①头痛、颈部僵硬、眩晕;②腰背痛;③足跟疼痛。

二、承山

左承山为金穴,右承山为木穴。

【定位】　位于小腿后中部,当小腿伸直或提起足跟时,在腓肠肌肌腹下出现的凹陷处。见图 2-32。

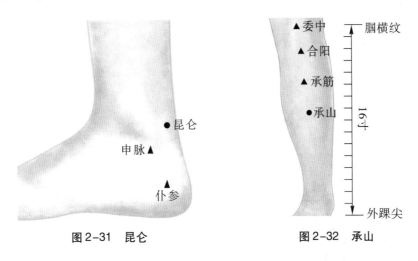

图 2-31　昆仑　　　　　　　　图 2-32　承山

【解剖】　位于腓肠肌两肌腹交界下端,其内部包含小隐静脉,同时被股后动、静脉包围,其神经分布包括腓肠内侧皮神经及深层的腓神经。

【主治】　①痔疮、便秘;②腰腿拘急、疼痛。

三、委中

委中为土穴。

【定位】　腘窝中央,股二头肌与半腱肌的交汇点。见图 2-33。

【解剖】　位于腘窝正中,其内部包含腘筋膜、股腘静脉及腘动、静脉,同时被股后皮神经覆盖,并在胫神经处形成神经分布点。

【主治】　①腰痛、下肢瘫痪;②腹痛、呕吐、腹泻、小便不畅;③皮疹等。

四、殷门

左殷门为金穴,右殷门为木穴。

【定位】　位于大腿后侧,在承扶穴与委中穴连线上,承扶穴下方 6 寸处。见图 2-33。

【解剖】　位于半腱肌与股二头肌之间,其内部包含大收肌,同时被股深动、静脉第 3 穿支环绕,其神经分布包括股后皮神经及深层的坐骨神经。

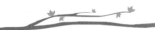

【主治】 腰部疼痛、下肢无力。

五、承扶

左承扶为金穴,右承扶为木穴。

【定位】 位于大腿后侧中央,臀部下方横纹的中心。见图2-33。

【解剖】 位于臀大肌下缘,其内部包含坐骨神经伴行的动、静脉,同时被股后皮神经覆盖,并在深层为坐骨神经。

【主治】 ①腰背痛、臀部及下肢疼痛;②痔疮。

六、肾俞

左肾俞为金穴,右肾俞为木穴。

【定位】 第2腰椎下方,后正中线旁开1.5寸处。见图2-34。

【解剖】 位于腰背筋膜、最长肌和髂肋肌之间,其内部包含第2腰动、静脉后支,同时受第1腰神经后支的外侧支支配,其深层组织包含第1腰丛。

【主治】 ①头晕、耳鸣、耳聋;②腰背痛;③性功能障碍;④尿路感染;⑤月经不调。

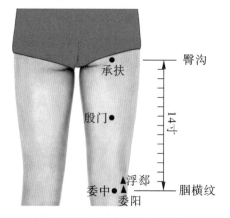

图2-33 委中、殷门、承扶

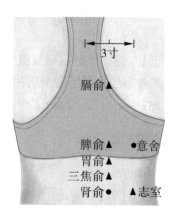

图2-34 肾俞

七、意舍

左意舍为金穴,右意舍为木穴。

【定位】 背部,第11胸椎下方,后正中线旁开3寸处。见图2-35。

【解剖】 位于背阔肌与髂肋肌之间,其内部包含第11肋间动、静脉背侧支,同时被第10、11胸神经后支支配。

【主治】 腹部胀满、呕吐、腹泻。

八、魂门

左魂门为金穴，右魂门为木穴。

【定位】 背部，第9胸椎下方，后正中线旁开3寸处。见图2-35。

【解剖】 此处含有背阔肌与髂肋肌；第9肋间动、静脉的背侧支在此通过；并受第8、9胸神经后支的支配。

【主治】 ①胸痛、腹泻；②背痛。

九、膈关

左膈关为金穴，右膈关为木穴。

【定位】 在背部，第7胸椎棘突下方，后正中线旁开3寸。见图2-35。

【解剖】 包含背阔肌和髂肋肌；第7肋间动、静脉的背侧支在此分布；由第6胸神经后支负责神经支配。

【主治】 ①胸闷；②嗳气、呕吐；③脊背强痛。

十、环跳

左环跳为金穴，右环跳为木穴。

【定位】 大腿外侧，侧卧时，髋关节突出点与骶管裂孔连线的外1/3与中1/3交点。见图2-36。

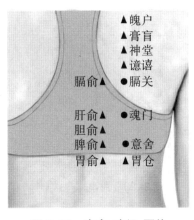

图 2-35 意舍、魂门、膈关

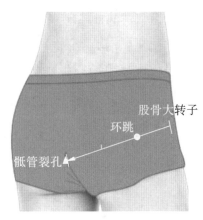

图 2-36 环跳

【解剖】 位于臀大肌与梨状肌下缘；内侧为臀下动、静脉；受臀下皮神经以及臀下神经支配，深层正对坐骨神经。

【主治】 ①腰痛、下肢无力；②皮肤过敏、肌肉疼痛；③跌打损伤、关节疼痛。

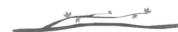

第五节 经络收放疗法强筋术常用穴位

一、膝阳关

左膝阳关为金穴,右膝阳关为木穴。

【定位】 在膝外侧,当股骨外上髁上方的凹陷处。见图2-37。

【解剖】 处于髂胫束后方及股二头肌腱前方。此区域有膝上外侧动、静脉分布,并受股外侧皮神经末梢的支配。

【主治】 膝膑肿痛、腘筋挛急、小腿麻木等。

二、曲泉

左曲泉为金穴,右曲泉为木穴。

【定位】 位于膝关节内侧,当膝关节弯曲时,在股骨内侧髁后方的边缘处,处于半腱肌及半膜肌止点前方的凹陷区域。见图2-38。

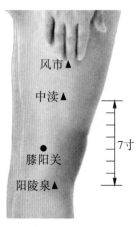

图2-37 膝阳关

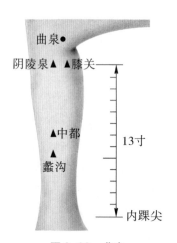

图2-38 曲泉

【解剖】 位于胫骨内髁后缘,处在半膜肌、半腱肌止点的前上方,以及缝匠肌的后缘;浅层有大隐静脉分布,深层则有腘动、静脉;受隐神经和闭孔神经支配,深入腘窝可触及胫神经。

【主治】 ①月经失调、痛经、白带异常、子宫脱垂、阴道瘙痒、产后腹部疼痛;②性功能障碍;③排尿不畅;④头痛、视物模糊、精神失常;⑤膝关节疼痛、下肢肌肉萎缩或麻痹。

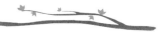

三、鹤顶

左鹤顶为金穴,右鹤顶为木穴。

【定位】　膝部上部区域,具体为髌底中心点上方的凹陷处。见图2-39。

【解剖】　位于股四头肌腱中,穴区浅层分布有股神经前皮支;深层则有股神经肌支和膝关节动脉网分布。

【主治】　膝关节疼痛、小腿无力、肢体瘫痪。

四、解溪

解溪为火穴。

【定位】　足部背侧与小腿交接处的横纹中央,位于𧿹长伸肌腱与趾长伸肌腱之间的凹陷处。见图2-40。

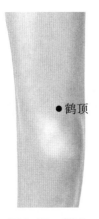

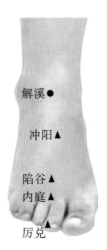

图2-39　鹤顶　　　　　　　　图2-40　解溪

【解剖】　处于𧿹长伸肌腱与趾长伸肌腱之间;有胫前动、静脉分布;浅部为腓浅神经所在位置,深层则是腓深神经的位置。

【主治】　①头痛、头晕、精神失常;②腹部膨胀、大便困难;③下肢肌肉萎缩或麻痹。

五、足三里

足三里为土穴。

【定位】　小腿前侧,位于膝关节(犊鼻穴)下方约3寸处,与胫骨前缘相距1横指(中指)宽度的凹陷位置。见图2-41。

【解剖】　位于胫骨前肌与趾长伸肌之间;有胫前动、静脉分布;为腓肠外侧皮神经及其隐神经的皮支分布之处,深层则是腓深神经的位置。

【主治】　①胃部不适、呕吐、食管梗阻、腹部胀满、腹泻或便秘、肠胃疾病；②乳腺炎、肠炎；③下肢麻木或疼痛、水肿、足部肿胀；④精神失常、身体虚弱。

六、伏兔

伏兔为土穴。

【定位】　在股前区，髌骨底上6寸，髂前上棘与髌底外侧端的连线上。见图2-42。

【解剖】　股直肌的肌腹中含有旋股外侧动、静脉的分支；受股前皮神经与股外侧皮神经的支配。

【主治】　①下肢冷痛、下肢痿痹；②脚气；③疝气。

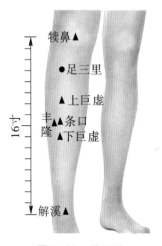

图2-41　足三里

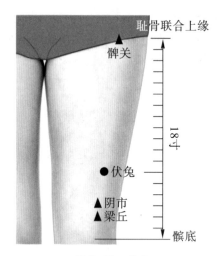

图2-42　伏兔

第三章
张氏经络收放疗法基本手法与操作要领

第一节 张氏经络收放疗法基本手法

一、基本操作手法

张氏经络收放疗法包括四项操作——正骨、移血、收血及放血。正骨是指调整骨骼异常;移血则是通过调用身体其他部位的气血来补充某些区域气血不足的情况,进而调节内脏气血;收血指的是增强气血不足之处;而放血则是指清除体内的瘀血。

在张氏经络收放疗法中,人体穴位被划分为五组,分别对应五行木、火、土、金、水,并与五脏肝、心、脾、肺、肾相联系。以收为补,以放为泻,以土生长为平补平泻。其收放的基本原则是金穴收、木穴放、火穴收、水穴放、土穴生长。按压穴位时,顺时针转动以及向上推动被视为"收"的动作,而逆时针转动和向下按压则被视为"放"的动作。此外,"收"还包括轻轻按压,而"放"则涉及较重的压力。同时,张氏经络收放疗法常用的收放手法有五种旋转法,即拇指自土穴移动至木穴,向左旋转一周为收,向右旋转一周为放;拇指自土穴移动至金穴,向左旋转一周为收,向右旋转一周为放;拇指自土穴移动至火穴,向左旋转一周为收,向右旋转一周为放;拇指自土穴移动至水穴,向左旋转一周为收,向右旋转一周为放。拇指在土穴部位,向左旋转三周,向右旋转三周,为土生长。

二、收放"三血"

张氏经络收放疗法的"十二经络立世全"的理论把人体经络与气血循环结合起来,同时配以日、月、星和天、地、人,认为人体经络上某些关键的穴位所管辖的血和气可以分为骨血(日血)、筋血(月血)、皮血(星血),通过收放此三类血,可以达到调整脏腑阴阳平衡、疗病祛疾的目的。

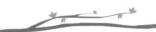

(一)收放骨血(日血)

收骨血(日血),可促进左右上下血液交换;放骨血(日血),能使全身血液上升。其手法为在特定(部位)穴位上重按三次为收,轻按四次为放;女子则反之。

收放骨血(日血)常用部位(穴位)及其主治:耳后高骨(双侧),主治头痛、头晕、偏头痛、心脏病、高血压等;手腕高骨(双侧共四个部位),主治腕关节痛、手指麻木等;肘关节高骨(双侧),主治中风后半身不遂;足踝后高骨(双侧),主治肌肉萎缩、坐骨神经痛等;心口高骨,主治软骨病等;大椎,主治发热、软骨病、颈肩腰腿痛等;长强,主治脱肛、痔疮、手足麻痹、阳痿、女子月经不调、不孕不育等;曲骨,主治下肢痿软、女子月经及带下病、男子遗精及阳痿等。

(二)收放筋血(月血)

收筋血(月血),可促进左右上下血液交换;放筋血(月血),能使全身肌肉生长。其手法为在特定部位(穴位)上重按两次为收,轻按四次为放;女子则反之。

收放筋血(月血)常用部位(穴位)及其主治:耳后高骨下大筋(左右),主治心脏病;手腕关节大陵附近大筋,主治贫血、心脏病、肌肉萎缩等;足后跟大筋(双侧),主治小儿麻痹、软骨病、痿证、足后跟痛等。

(三)收放皮血(星血)

收皮血(星血),可促进全身血液调配;放皮血(星血),能使全身血液流转。其手法为重拿皮肉为收,轻拿皮肉为放;女子则反之。

收放皮血(星血)常用穴位(部位)及其主治:遵循原则为左右上下,对特殊穴位施术,如大陵、尺泽、委中、神阙,以及发际诸穴等,主治半身不遂、肢体麻木、肌肉萎缩、小儿麻痹、椎间盘突出症等。

三、收放五脏之血

张氏经络收放疗法强调,通过收放五脏中的气血可以平衡五脏的气血阴阳,从而预防和治疗内脏疾病。

(一)收放肝血

固摄肝血,可以下调脾血;放肝血,能使脾血上升。重握手示指、足第二趾6秒或6分钟为收,放开或轻握手示指、足第二趾5秒或5分钟为放,主治脾胃疾病。

(二)收放心血

收心血,能使肝血上升;放心血,能使肺血下降。重握手中指、足中趾6秒或6分钟为收,放开或轻握手中指、足中趾5秒或5分钟为放,主治头痛等。

(三)收放脾血

收脾血,能使筋血调动;放脾血,能使肝血下降。重握手拇指、足大趾6秒或6分钟为收,放开或轻握手拇指、足大趾5秒或5分钟为放,主治脾胃疾病、筋骨疾病等。

（四）收放肺血

收肺血，能使脾血上升；放肺血，能使心血安定。重握手环指、足第四趾 6 秒或 6 分钟为收，放开或轻握手环指、足第四趾 5 秒或 5 分钟为放，主治心悸等。

（五）收放肾血

收肾血，能使脾血上升；放肾血，能使肝血下降。重握手小指、足小趾、承浆穴 6 秒或 6 分钟为收，放开或轻握手小指、足小趾、承浆穴 5 秒或 5 分钟为放，主治腹胀、脾胃疾病等。

第二节　张氏经络收放疗法主要施术方法

一、清脑术

操作视频

清脑术通过在相关木、火、土、金、水五行穴上施术，具有通络止痛、安神定志的功效，可用于治疗项枕部痛、前额痛、巅顶痛、颞侧头痛等。

（一）主治项枕部痛（太阳经病）

具体操作手法如下。

步骤 1　患者端坐，施术者站立于患者右侧，用右手拇指、中指点压在患者金穴左太阳、木穴右太阳，用左手拇指点压土穴百会，其余四指环形固定于后枕部，同时发力点压半分钟。见图 3-1。

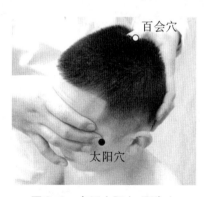

图 3-1　点压太阳穴、百会穴

步骤 2　施术者双手拇指点压金穴左率谷、木穴右率谷。

步骤 3　施术者右手拇指、中指点压在患者金穴左太阳、木穴右太阳；左手拇指、中指点压金穴左风池、木穴右风池，同时发力点压半分钟；左手拇指点压患者木穴右肩中

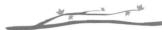

俞,轻拉头部旋转3~5次。见图3-2和图3-3。

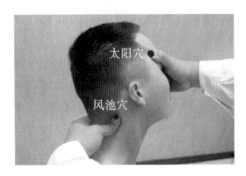

图3-2 点压太阳穴、风池穴

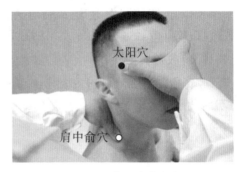

图3-3 点压肩中俞穴

步骤4 同步骤1~3施术对侧。

步骤5 患者端坐,施术者站立于患者正前方,用双手拇指同时从火穴攒竹沿眉向外轻推至火穴鱼腰穴;旋转45°,向上沿膀胱经顺经上行依次点压金穴左曲差、左承光、左通天,木穴右曲差、右承光、右通天各半分钟,同时双手四指环形固定头部。见图3-4~图3-6。

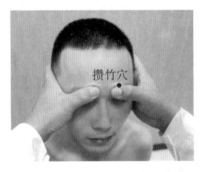

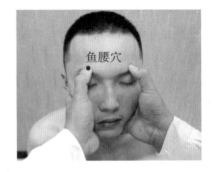

图3-4 点压攒竹穴至鱼腰穴

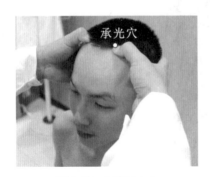

图3-5 点压承光穴

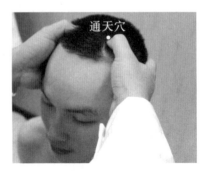

图3-6 点压通天穴

步骤6　患者端坐，施术者站立于患者右侧，用右手拇指、中指点压金穴左太阳、木穴右太阳，左手拇指、中指点压金穴左风池、木穴右风池，同时发力点压半分钟（图3-2）；右手拇指、中指点压金穴左太阳、木穴右太阳，左手沿着项部下推至金穴左肩中俞、木穴右肩中俞，点压半分钟（图3-3）；用虎口托起枕部，与右手同时向上牵引项部3～5次。

步骤7　患者端坐，施术者站立于患者右侧，用左手拇指点压土穴百会，其余四指环形固定于后枕部；右手拇指点压水穴承浆，中指点压水穴海泉，透捏3～5次；右手拇指依次点压于土穴人中5秒，土穴印堂、火穴神庭各半分钟。见图3-7～图3-10。

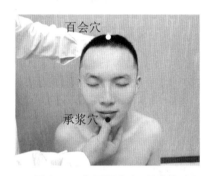

图3-7　点压百会穴、承浆穴

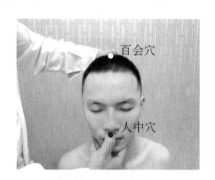

图3-8　点压人中穴

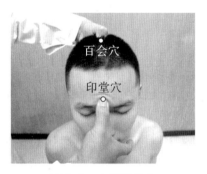

图3-9　点压印堂穴

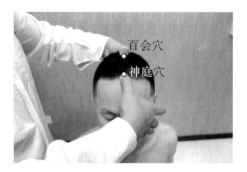

图3-10　点压神庭穴

步骤8　患者端坐，施术者站立于患者正后方，用左手拇指、中指点压金穴左太阳、木穴右太阳，右手拇指点压水穴大椎半分钟；依次点压水穴曲垣、魄户、神堂、谚语，各半分钟（同法施术对侧）。见图3-11～图3-14。

步骤9　患者端坐，施术者站立于患者正后方，用双手拇指依次点压双侧水穴曲垣、魄户、神堂、谚语穴各半分钟，术毕。

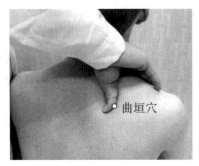

图 3-11　点压曲垣穴

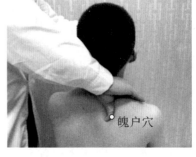

图 3-12　点压魄户穴

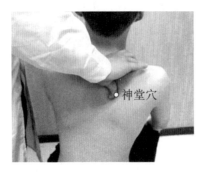

图 3-13　点压神堂穴

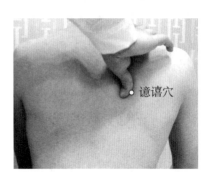

图 3-14　点压谚语穴

(二)主治前额痛(阳明经病)

具体操作手法如下。

步骤 1　患者端坐,施术者站立于患者右侧,用右手拇指、中指点压在患者金穴左太阳、木穴右太阳,左手拇指点压土穴百会,其余四指环形固定于后枕部,同时发力点压半分钟。见图 3-15。

步骤 2　患者端坐,施术者站立于患者右侧,用左手拇指点压土穴百会,其余四指环形固定于后枕部;右手拇指依次点压土穴印堂、火穴神庭穴各半分钟。见图 3-16 和图 3-17。

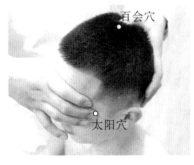

图 3-15　点压太阳穴、百会穴

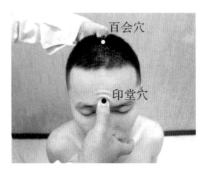

图 3-16　点压印堂穴

步骤3　患者端坐,施术者站立于患者正前方,用双手拇指依次点压金穴左睛明、木穴右睛明,金穴左太阳、木穴右太阳,其余四指固定头部。见图3-18。

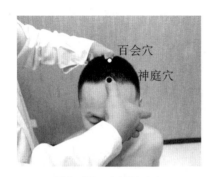

图3-17　点压神庭穴

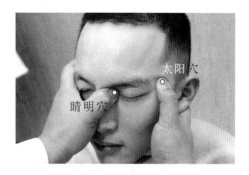

图3-18　点压睛明穴、太阳穴

步骤4　患者端坐,施术者站立于患者正前方,用双手拇指同时从火穴攒竹沿眉向外轻推至火穴鱼腰;旋转45°,向上沿膀胱经顺经上行依次点压金穴左曲差、左承光、左通天,木穴右曲差、右承光、右通天各半分钟,同时双手四指环形固定头部。见图3-19 ~ 图3-21。

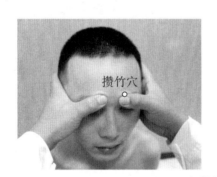

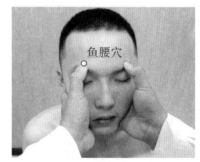

图3-19　轻推攒竹穴至鱼腰穴

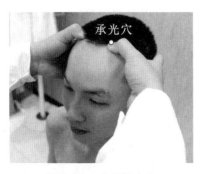

图3-20　点压承光穴

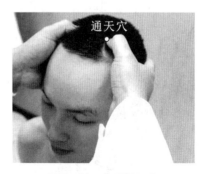

图3-21　点压通天穴

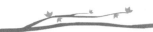

步骤5　患者端坐,施术者站立于患者右侧,用左手拇指点压土穴百会,其余四指环形固定于后枕部;右手拇指点压水穴承浆穴,中指点压水穴海泉,透捏 3 ~ 5 次;右手拇指依次点压土穴人中 5 秒,土穴印堂、火穴神庭各半分钟。见图 3-22 ~ 图 3-25。

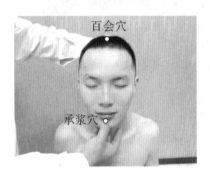

图 3-22　点压百会穴、承浆穴

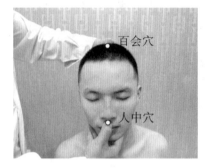

图 3-23　点压人中穴

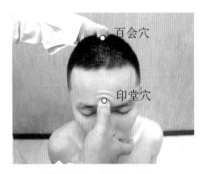

图 3-24　点压印堂穴

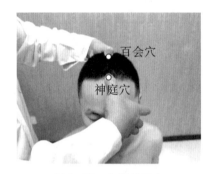

图 3-25　点压神庭穴

步骤6　患者端坐,施术者站立于患者正前方,双手拇指点压金穴左率谷、木穴右率谷。

步骤7　患者端坐,施术者站立于患者右侧,用右手拇指、中指点压在患者金穴左太阳、木穴右太阳,左手拇指、中指点压金穴左风池、木穴右风池半分钟,左手拇指、中指下滑点压金穴左肩中俞、木穴右肩中俞各半分钟。见图 3-26 和图 3-27。

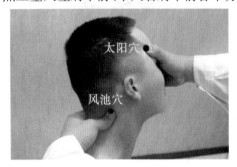

图 3-26　点压太阳穴、风池穴

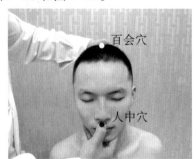

图 3-27　点压肩中俞穴

步骤 8　患者端坐,施术者站立于患者正后方,用双手拇指重叠依次点压水穴大椎、身柱各半分钟。

步骤 9　患者端坐,施术者站立于患者正后方,用双手拇指依次点压双侧水穴曲垣、魄户、神堂、谚语穴各半分钟,术毕。见图 3-28 ~ 图 3-31。

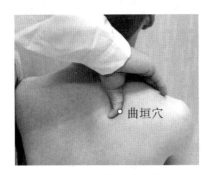

图 3-28　点压曲垣穴

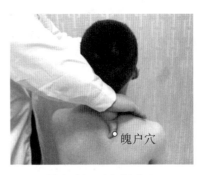

图 3-29　点压魄户穴

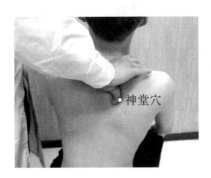

图 3-30　点压神堂穴

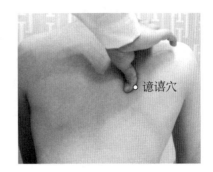

图 3-31　点压谚语穴

(三)主治巅顶痛(厥阴经病)

具体操作手法如下。

步骤 1　患者端坐,施术者站立于患者左侧,用右手拇指点压土穴百会,其余四指环形固定于后枕部,同时左手拇指发力点压土穴印堂半分钟。

步骤 2　患者端坐,施术者站立于患者右侧,用左手拇指点压土穴百会,其余四指环形固定于后枕部;右手拇指依次点压于土穴印堂、火穴神庭各半分钟。见图 3-32 和图 3-33。

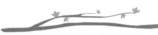

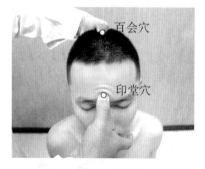

图 3-32　点压印堂穴

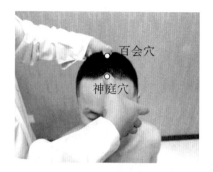

图 3-33　点压神庭穴

步骤 3　患者端坐,施术者站立于患者正前方,用双手拇指同时从火穴攒竹沿眉向外轻推至火穴鱼腰;旋转 45°,向上沿膀胱经顺经上行依次点压金穴左曲差、左承光、左通天,木穴右曲差、右承光、右通天各半分钟,同时双手四指环形固定头部。见图 3-34 ~图 3-35。

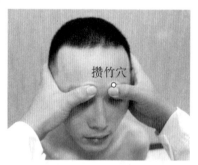

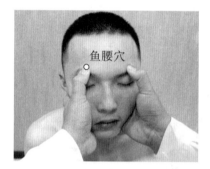

图 3-34　轻推攒竹穴至鱼腰穴

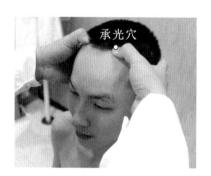

图 3-35　点压承光穴

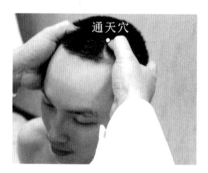

图 3-36　点压通天穴

步骤 4　患者端坐,施术者站立于患者正后方,双手拇指依次点压左金穴四神聪、右木穴四神聪、前火穴四神聪、后水穴四神聪。见图 3-37。

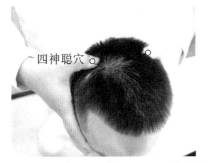 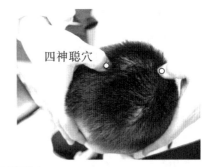

四神聪穴　　　　　　　　　　　四神聪穴

图 3-37　点压四神聪穴

　　步骤 5　患者端坐,施术者站立于患者右侧,用右手拇指、中指点压在患者金穴左太阳、木穴右太阳;左手拇指、中指依次点压金穴左风池、木穴右风池半分钟,左手拇指、中指下滑点压金穴左肩中俞、木穴右肩中俞各半分钟;用左手虎口托起枕部,同时向上牵引项部 3 ~ 5 次。见图 3-38 和图 3-39。

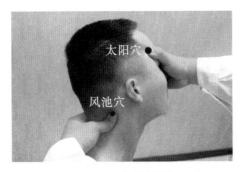

太阳穴

风池穴

图 3-38　点压太阳穴

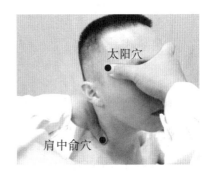

太阳穴

肩中俞穴

图 3-39　点压肩中俞穴

　　步骤 6　患者端坐,施术者站立于患者正前方,用双手拇指依次点压金穴左睛明、木穴右睛明穴,金穴左太阳、木穴右太阳,其余四指固定头部。见图 3-40。
　　步骤 7　患者端坐,施术者站立于患者正前方,用双手拇指依次点压金穴左四白、木穴右四白,金穴左鱼腰、木穴右鱼腰,其余四指固定头部。见图 3-41。

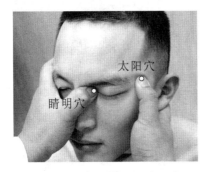

太阳穴

睛明穴

图 3-40　点压睛明穴、太阳穴

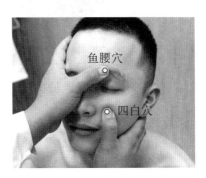

鱼腰穴

四白穴

图 3-41　点压四白穴、鱼腰穴

步骤8　患者端坐,施术者站立于患者右侧,左手拇指点压土穴百会,其余四指环形固定于后枕部;右手拇指点压水穴承浆,中指点压水穴海泉,透捏3～5次;右手拇指依次点压土穴人中5秒,土穴印堂、火穴神庭各半分钟。见图3-42～图3-45。

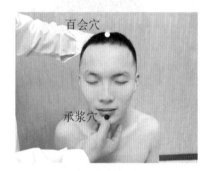

图3-42　点压百会穴、承浆穴

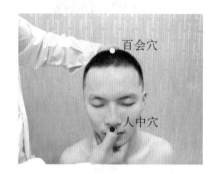

图3-43　点压人中穴

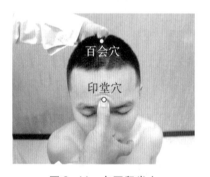

图3-44　点压印堂穴

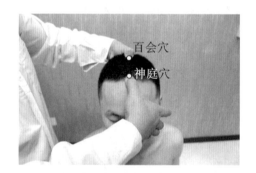

图3-45　点压神庭穴

步骤9　患者端坐,施术者站立于患者正后方,双手拇指重叠依次点压水穴大椎、身柱各半分钟。

步骤10　患者端坐,施术者站立于患者正后方,双手拇指依次点压双侧水穴曲垣、魄户、神堂、譩譆各半分钟,术毕。见图3-46～图3-49。

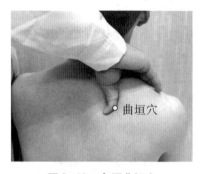

图3-46　点压曲垣穴

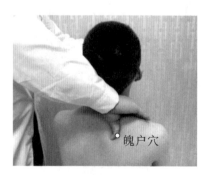

图3-47　点压魄户穴

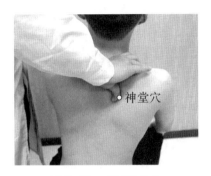

图 3-48　点压神堂穴

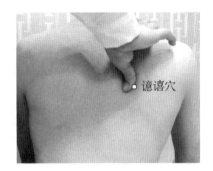

图 3-49　点压谚语穴

(四)主治颞侧头痛(少阳经病)

具体操作手法如下。

步骤 1　患者端坐,施术者站立于患者正前方,用双手拇指依次点压金穴左睛明、木穴右睛明穴,金穴左太阳、木穴右太阳,金穴左四白、木穴右四白,金穴左鱼腰、木穴右鱼腰,其余四指固定头部。见图 3-50 和图 3-51。

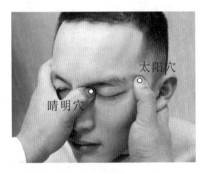

图 3-50　点压睛明穴、太阳穴

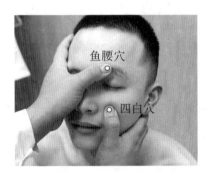

图 3-51　点压四白穴、鱼腰穴

步骤 2　患者端坐,施术者站立于患者正前方,用双手拇指依次点压金穴左太阳、木穴右太阳,金穴左率谷、木穴右率谷,其余四指固定头部。

步骤 3　患者端坐,施术者站立于患者右侧,左手拇指点压土穴百会,其余四指环形固定于后枕部;右手拇指点压水穴承浆,中指点压水穴海泉,透捏 3~5 次;右手拇指依次点压土穴人中 5 秒,土穴印堂、火穴神庭各半分钟。见图 3-52~图 3-55。

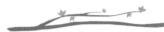

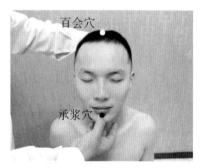

图 3-52　点压百会穴、承浆穴

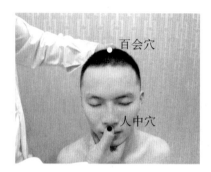

图 3-53　点压人中穴

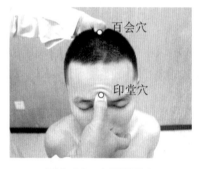

图 3-54　点压印堂穴

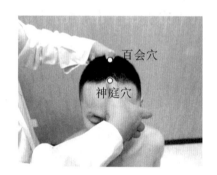

图 3-55　点压神庭穴

步骤 4　患者端坐,施术者站立于患者正前方,用双手拇指同时从火穴攒竹沿眉向外轻推至火穴鱼腰;旋转 45°,向上沿膀胱经顺经上行依次点压金穴左曲差、左承光、左通天,木穴右曲差、右承光、右通天各半分钟,同时双手其余四指环形固定头部。见图 3-56 ~ 图 3-58。

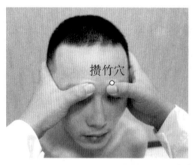

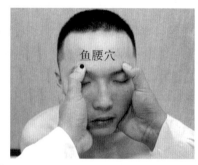

图 3-56　轻推攒竹穴至鱼腰穴

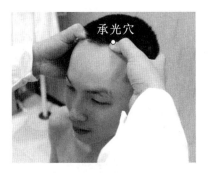

图 3-57　点压承光穴

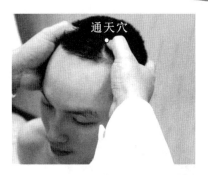

图 3-58　点压通天穴

步骤 5　施术者站立于患者右侧,用右手拇指、中指点压在患者金穴左太阳、木穴右太阳,左手拇指、中指点压金穴左风池、木穴右风池半分钟,左手拇指、中指下滑点压金穴左肩中俞、木穴右肩中俞各半分钟;用左手虎口托起枕部,同时向上牵引项部 3~5 次。见图 3-59 和图 3-60。

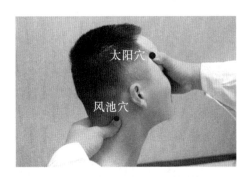

图 3-59　点压太阳穴、风池穴

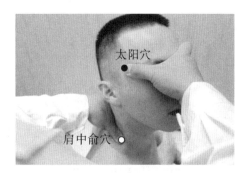

图 3-60　点压肩中俞穴

步骤 6　患者端坐,施术者站立于患者前方,左手拉患者三指(示指、中指、环指),右手拇指依次点压金穴左阳池、左手三里、左曲池,木穴阳池、右手三里、右曲池各半分钟;施术者站立于患者左侧,左手托起患者左侧前臂前屈上举,右手拇指依次点压火穴肩髎、金穴左臑俞、金穴左肩贞穴各半分钟(同法施术对侧)。见图 3-61~图 3-66。

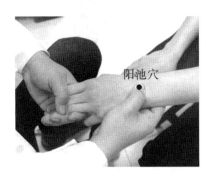

图 3-61　点压阳池穴

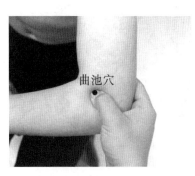

图 3-62　点压曲池穴

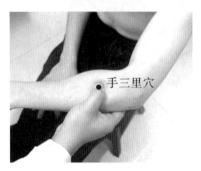

图 3-63　点压手三里穴

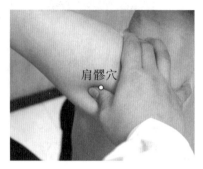

图 3-64　点压肩髎穴

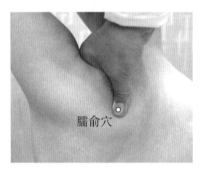

图 3-65　点压臑俞穴

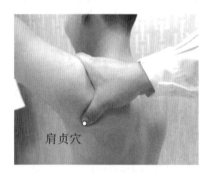

图 3-66　点压肩贞穴

步骤 7　患者端坐,施术者站立于患者正后方,双手拇指重叠依次点压水穴大椎、身柱穴各半分钟。

步骤 8　患者端坐,施术者站立于患者正后方,双手拇指依次点压双侧水穴曲垣、魄户、神堂穴、谚语穴各半分钟,术毕。见图 3-67 ~ 图 3-70。

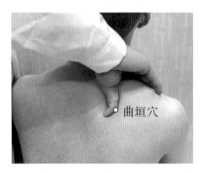

图 3-67　点压曲垣穴

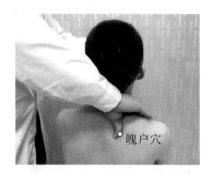

图 3-68　点压魄户穴

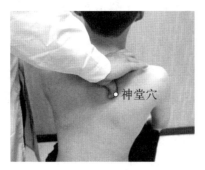

图 3-69　点压神堂穴

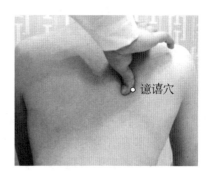

图 3-70　点压谚谵穴

二、通督术

操作视频

通督术通过在相关木、火、土、金、水五行穴上施术,具有活血化瘀、通痹止痛的功效,主治痹证型颈椎病、落枕型颈椎病、眩晕型颈椎病、五官型颈椎病。

(一)主治痹证型颈椎病

具体操作手法如下。

步骤 1　男从左始,女从右始,此以男为例。嘱患者端坐位,施术者站立于患者前方,左手拉患者一手三指(示指、中指、环指),右手点压水穴外关。

步骤 2　施术者右手拇指点压患者金穴左手三里、木穴右手三里,约半分钟。

步骤 3　施术者右手拇指点压患者金穴左曲池、木穴右曲池,约半分钟。

步骤 4　施术者右手拇指点压患者金穴左内关、木穴右内关,约半分钟。

步骤 5　施术者右手拇指点压患者金穴左曲泽、木穴右曲泽,约半分钟。

步骤 6　施术者右手拇指点压患者金穴左肩髃、木穴右肩髃,约半分钟,同时双手结合反向用力牵拉。施术者左手举起患者右臂,分别点压金穴左臑俞、左肩贞,木穴右臑俞、右肩贞。

步骤 7　施术者站立于患者左侧,左手拇指、中指点压患者金穴左太阳、木穴右太阳;右手拇指、中指点压金穴左风池、木穴右风池半分钟;右手拇指、中指下滑点压金穴左肩中俞、木穴右肩中俞各半分钟。右手虎口托起枕部,同时向上牵引项部 3~5 次。

步骤 8　施术者站立于患者右侧,右手拇指和中指点压金穴左太阳、木穴右太阳,将患者头部向右侧牵拉,左手拇指依次点压金穴左曲垣、左魄户、左神堂、左谚谵,木穴右曲垣、右魄户、右神堂、右谚谵。

步骤 9　重复以上步骤,施术对侧。

步骤 10　嘱患者端坐位,施术者站立于患者正后方,双手拇指重叠依次点压水穴大椎、水穴身柱各半分钟。

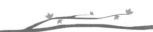

步骤 11　施术者右手拉住患者右手三指向远端牵拉,左手拇指和中指依次点压水穴云门、火穴肩髎,施术对侧,术毕。

(二)主治落枕型颈椎病

具体操作手法如下。

步骤 1　男从左始,女从右始,此以男为例。嘱患者端坐位,施术者站立于患者前方,左手拉患者一手三指(示指、中指、环指),右手点压水穴外关。

步骤 2　施术者右手拇指点压患者金穴左手三里、木穴右手三里,约半分钟。

步骤 3　施术者右手拇指点压患者金穴左曲池、木穴右曲池,约半分钟。

步骤 4　施术者右手拇指点压患者金穴左内关、木穴右内关,约半分钟。

步骤 5　施术者右手拇指点压患者金穴左曲泽、木穴右曲泽,约半分钟;左手拉住患者手部向远端牵拉,右手拇指依次点压患者水穴云门、火穴肩髎。

步骤 6　施术者右手拇指点压患者金穴左肩髎、木穴右肩髎,约半分钟,同时双手结合反向用力牵拉。施术者左手举起患者右臂,分别点压金穴左臑俞、左肩贞,木穴右臑俞、右肩贞。

步骤 7　重复步骤 1~6,施术对侧。

步骤 8　嘱患者端坐位,施术者站立于患者右侧,右手拇指、中指点压患者金穴左太阳、木穴右太阳;左手拇指点压土穴百会,其余四指环形固定于后枕部,同时发力点压半分钟。

步骤 9　嘱患者端坐位,施术者站立于患者左侧,左手拇指、中指点压患者金穴左太阳、木穴右太阳;右手拇指、中指点压金穴左风池、木穴右风池半分钟;右手拇指、中指下滑点压金穴左肩中俞、木穴右肩中俞各半分钟。右手虎口托起枕部,同时向上牵引项部3~5次。

步骤 10　嘱患者端坐位,施术者站立于患者右侧,施术者左手拇指与中指点压金穴左肩中俞、木穴右肩中俞,右手点压患者金穴左太阳、木穴右太阳,同时向左、右两侧旋转牵拉3~5次。

步骤 11　嘱患者端坐位,施术者站立于患者右侧,右手拇指和中指点压金穴左太阳、木穴右太阳,将患者头部向右侧牵拉;左手拇指依次点压金穴左曲垣、左魄户、左神堂、左譩譆,木穴右曲垣、右魄户、右神堂、右譩譆。

步骤 12　嘱患者端坐位,施术者站立于患者右侧,右手拇指、中指点压金穴左太阳、木穴右太阳,左手拇指点压水穴大椎半分钟。

步骤 13　重复步骤 9~12,施术对侧。

步骤 14　嘱患者端坐,施术者站立于患者正后方,双手拇指重叠依次点压水穴大椎、水穴身柱各半分钟,术毕。

(三)主治眩晕型颈椎病

具体操作手法如下。

步骤 1　男从左始,女从右始,此以男为例。嘱患者端坐位,施术者站立于患者前

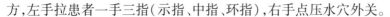

方,左手拉患者一手三指(示指、中指、环指),右手点压水穴外关。

步骤 2 施术者右手拇指点压患者金穴左内关、木穴右内关,约半分钟。

步骤 3 施术者右手拇指点压患者金穴左曲泽、木穴右曲泽,约半分钟。

步骤 4 重复步骤 1~3,施术对侧。

步骤 5 嘱患者端坐位,施术者站立于患者右侧,右手拇指、中指点压患者金穴左太阳、木穴右太阳;左手拇指点压土穴百会,其余四指环形固定于后枕部,同时发力点压半分钟。

步骤 6 嘱患者端坐位,施术者站立于患者正前方,双手拇指依次点压金穴左睛明、木穴右睛明,金穴左太阳、木穴右太阳,金穴左四白、木穴右四白,金穴左鱼腰、木穴右鱼腰,其余四指固定头部。

步骤 7 嘱患者端坐位,施术者站立于患者右侧,右手拇指、中指点压患者金穴左太阳、木穴右太阳;左手拇指、中指点压金穴左风池、木穴右风池半分钟,左手拇指、中指下滑点压金穴左肩中俞、木穴右肩中俞各半分钟;左手虎口托起枕部,同时向上牵引项部3~5次。

步骤 8 嘱患者端坐位,施术者站立于患者正前方,双手拇指同时从火穴攒竹沿眉向外轻推至火穴鱼腰;旋转45°,向上沿膀胱经顺经上行依次点压金穴左曲差、左承光、左通天,木穴右曲差、右承光、右通天各半分钟,同时双手四指环形固定头部。

步骤 9 嘱患者端坐位,施术者站立于患者右侧,左手拇指点压土穴百会,其余四指环形固定于后枕部;右手拇指点压水穴承浆,中指点压水穴海泉,透捏3~5次;右手拇指依次点压土穴人中5秒,土穴印堂、火穴神庭各半分钟。

步骤 10 嘱患者端坐位,施术者站立于患者右侧,施术者右手拇指和中指点压患者双侧太阳穴,左手拇指和中指点双侧风池穴,向上提并向两侧旋转30°~45°。

步骤 11 嘱患者端坐位,施术者站立于患者左侧,施术者左手托起患者左臂,右手拇指分别点压金穴左臑俞、木穴右肩贞。同法施术对侧。

步骤 12 嘱患者端坐位,施术者站立于患者正后方,双手拇指重叠依次点压水穴大椎、水穴身柱各半分钟。

步骤 13 嘱患者端坐位,施术者站立于患者正后方,双手拇指依次点压双侧水穴曲垣、魄户、神堂、譩譆各半分钟,术毕。

(四)主治五官型颈椎病

具体操作手法如下。

步骤 1 男从左始,女从右始,此以男为例。嘱患者端坐位,施术者站立于患者右侧,右手拇指、中指点压患者金穴左太阳、木穴右太阳;左手拇指点压土穴百会,其余四指环形固定于后枕部,同时发力点压半分钟。

步骤 2 嘱患者端坐位,施术者站立于患者右侧,左手拇指点压土穴百会,其余四指环形固定于后枕部;右手拇指点压水穴承浆,中指点压于水穴海泉,透捏3~5次;右手拇指依次点压土穴人中5秒,土穴印堂、火穴神庭各半分钟。

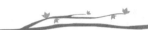

步骤3　嘱患者端坐位,施术者站立于患者右侧,施术者站立于患者右侧,右手拇指、中指点压患者金穴左太阳穴、木穴右太阳;左手拇指、中指点压金穴左率谷、左风池,木穴右率谷、右风池半分钟;左手拇指、中指下滑点压金穴左肩中俞、木穴右肩中俞各半分钟。左手虎口托起枕部,同时向上牵引项部3~5次。

步骤4　嘱患者端坐位,施术者站立于患者右侧,施术者右手拇指、中指点压患者金穴左太阳穴、木穴右太阳,左手拇指、中指点压金穴左风池、木穴右风池半分钟,轻轻上提牵拉并向两侧旋转30°~45°后左手拇指、中指下滑点压金穴左肩中俞、木穴右肩中俞。

步骤5　嘱患者端坐位,施术者站立于患者正前方,双手拇指同时从火穴攒竹沿眉向外轻推至火穴鱼腰;旋转45°,向上沿膀胱经顺经上行,依次点压左金穴左曲差、左承光、左通天,木穴右曲差、右承光、右通天各半分钟,同时双手四指环形固定头部。

步骤6　嘱患者端坐位,施术者站立于患者正后方,双手拇指重叠依次点压水穴大椎、水穴身柱各半分钟。

步骤7　嘱患者端坐位,施术者站立于患者右侧,右手拇指、中指点压金穴左太阳、木穴右太阳,左手拇指依次点压水穴曲垣、魄户、神堂、譩譆各半分钟,同法施术对侧。

步骤8　左手拉患者左手三指(示指、中指、环指),并下压约3秒;施术者右手拇指点压患者金穴左曲池、左内关、左曲泽,点压约半分钟,同法施术对侧。

步骤9　嘱患者端坐位,施术者站立于患者正后方,双手拇指依次点压双侧水穴曲垣、魄户、神堂、譩譆,各半分钟,术毕。

三、强坤术

操作视频

强坤术通过在相关木、火、土、金、水五行穴上施术,具有行气活血、温中止痛的功效,主治胃脘痛、腹痛(脐周痛)、小腹痛(少腹痛)、胁肋痛等。

(一)主治胃脘痛

具体操作手法如下。

步骤1　患者取仰卧位,放松腹部,施术者站立于患者右侧,用右手中指点压土穴下脘,持续半分钟至1分钟。

步骤2　施术者右手拇指点压水穴鸠尾顺时针上顶,左手中指点压水穴中脘逆时针下捺(注:长时间点压水穴鸠尾,患者易呕吐)。

步骤3　施术者双手示指、中指、环指合用,以中指发力,点压金穴左腹哀、木穴右腹哀,同时内旋45°,并向上轻推1分钟进行收、放施术。

步骤4　施术者双手示指、中指、环指合用,以中指发力,点压金穴左大横、木穴右大横,同时内旋45°,并向上轻推1分钟进行收、放施术。

步骤5　施术者双手示指、中指、环指合用,以中指发力,点压金穴左府舍、木穴右府舍,同时内旋45°,并向上轻推1分钟进行收、放施术。

步骤6　施术者右手中指点压土穴神阙约1分钟,并缓缓松开。

步骤7　施术者双手拇指和中指分别点压金穴左大横、木穴右大横,金穴左府舍、木穴右府舍,并双手同时发力向上轻轻提起,约1分钟。

步骤8　施术者左手拇指点压火穴上脘,顺时针上顶,其余四指垂直侧立并拢,右手依次牵拉患者双手三指(示指、中指、环指)各一次,术毕。

(二)主治腹痛(脐周痛)

具体操作手法如下。

步骤1　患者取仰卧位,放松腹部,施术者站立于患者右侧,双手示指、中指、环指合用,以中指发力,点压金穴左大横、木穴右大横,同时内旋45°,并向上轻推1分钟进行收、放施术。

步骤2　施术者右手拇指点压水穴鸠尾,旋转上顶,左手中指点压水穴下脘,逆时针下捻。

步骤3　施术者右手拇指点压患者火穴关元,内旋上顶约半分钟。双手示指、中指、环指合用,以中指发力,点压金穴左腹哀、木穴右腹哀,同时内旋45°,并向上轻推1分钟进行收、放施术。

步骤4　施术者右手拇指上顶火穴上脘,左手拇指下推水穴膻中;双手示指、中指、环指合用,以中指发力,点压金穴左府舍、木穴右府舍,同时内旋45°,并向上轻推1分钟进行收、放施术。

步骤5　施术者左手拇指和其余四指点压金穴左大横、木穴右大横,内收上提;右手中指点压火穴关元,后两手相互拉动,向中间点压,约半分钟。

步骤6　施术者右手拇指点压土穴神阙,左手捏患者鼻子令患者憋气,3～5秒缓缓松开,术毕。

(三)主治小腹痛(少腹痛)

具体操作手法如下。

步骤1　患者取仰卧位,放松腹部,施术者站立于患者右侧,右手拇指点压患者火穴关元,顺时针上顶约半分钟。

步骤2　施术者双手示指、中指、环指合用,以中指发力,点压金穴左府舍、木穴右府舍,同时内旋45°,并向上轻推1分钟进行收、放施术。

步骤3　施术者双手示指、中指、环指合用,以中指发力,点压金穴左大横、木穴右大横,同时内旋45°,并向上轻推1分钟进行收、放施术。

步骤4　施术者右手拇指依次点压土穴三阴交、木穴血海(男从左始,女从右始)。

步骤5　施术者右手拇指点压水穴中脘,顺时针上推点压半分钟。

步骤6　施术者右手拇指和中指点压金穴左大横、木穴右大横并上提,左手拇指点压水穴膻中,向下发力。

步骤7　施术者双手示指、中指、环指合用,以中指发力,点压金穴左府舍、木穴右府舍,同时内旋45°,并向上轻推1分钟进行收、放施术。

步骤8　施术者左手拇指点压火穴上脘,顺时针上顶,其余四指垂直侧立并拢,右手依次牵拉患者双手三指(示指、中指、环指)各一次,术毕。

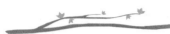

（四）主治胁肋痛

具体操作手法如下。

步骤 1　患者取仰卧位,放松腹部,施术者站立于患者右侧,右手中指点压患者火穴下脘,内旋上顶约半分钟。

步骤 2　施术者右手拇指和中指同时点压金穴左腹哀,木穴右腹哀,左手点压水穴膻中,配合呼吸 3 次。

步骤 3　施术者双手示指、中指、环指合用,以中指发力,点压金穴左大横、木穴右大横,同时内旋 45°,并向上轻推 1 分钟进行收、放施术,同时让患者配合深呼吸 3 次(鼻吸,口呼)。

步骤 4　施术者双手示指、中指、环指合用,以中指发力,点压金穴左府舍、木穴右府舍,同时内旋 45°,并向上轻推 1 分钟进行收、放施术。

步骤 5　施术者左手拇指和其余四指点压金穴左大横、木穴右大横,内收上提;右手中指点压火穴关元,后两手相互拉动,向中间点压,约半分钟。

步骤 6　施术者右手拇指点压土穴神阙,左手捏住患者鼻子 3~5 秒,然后缓缓松开。

步骤 7　施术者右手拇指点压火穴关元,顺时针上顶,左手捏住患者鼻子 3~5 秒。

步骤 8　施术者双手示指、中指、环指合用,以中指发力,点压金穴左大横、木穴右大横,同时内旋 45°,并向上轻推 1 分钟进行收、放施术,同时让患者配合深呼吸 3 次(鼻吸,口呼)。

步骤 9　施术者左手拇指点压火穴上脘,顺时针上顶,其余四指垂直侧立并拢,右手依次牵拉患者双手三指(示指、中指、环指)各一次,术毕。

四、培元术

培元术通过在相关木、火、土、金、水五行穴上施术,具有培补元气、壮腰止痛的功效,主治普通腰痛和伴有下肢疼痛、麻木、放射状腰痛等。

操作视频

（一）主治普通腰痛

具体操作手法如下。

步骤 1　患者取俯卧位,放松腹部,施术者站立于患者左侧,双手拇指点压金穴左肾俞、木穴右肾俞,并逆经上推。

步骤 2　施术者左手扶持患者腰部,右手拇指点压患者金穴左环跳,推至秩边穴,止于胞肓穴。

步骤 3　施术者左手扶持患者腰部,右手点压患者左侧金穴殷门上推,点压半分钟。

步骤 4　施术者沿足太阳膀胱经,由左手点压患者左侧金穴殷门,向上点压金穴承扶,右手点压左侧金穴殷门穴。

步骤 5　施术者移位至患者右侧,重复步骤 2~4 施术。

步骤 6　患者取仰卧位,放松腹部,施术者站立于患者右侧,双手示指、中指、环指合用,以中指发力,点压金穴左大横、木穴右大横,同时内旋45°,并向上轻推半分钟进行收、放施术。

步骤7　患者取仰卧位,放松腹部,施术者位于患者右侧,双手示指、中指、环指合用,以中指发力,点压金穴左府舍、木穴右府舍,同时内旋45°,并向上轻推半分钟进行收、放施术。

步骤8　患者取仰卧位,放松腹部,施术者站立于患者右侧,右手拇指与中指点压金穴左曲泉、左膝阳关,木穴右曲泉、右膝阳关,左手固定髋关节,上提3次,使患者膝关节、髋关节呈90°,对侧相同施术。

步骤9　患者取俯卧位,施术者站立于患者左侧,双手沿足太阳膀胱经,依次上推金穴左意舍、木穴右意舍约半分钟;双手拇指依次推向两侧金穴左魂门、木穴右魂门,金穴左膈关、木穴右膈关各约半分钟,术毕。

(二)主治普通腰痛(伴有下肢放射状疼痛、麻木)

具体操作手法如下。

步骤1　患者取俯卧位,施术者站立于患者左侧(男从左始,女从右始),左手扶持患者腰部,右手点压患者金穴左承扶,约半分钟。

步骤2　施术者沿足太阳膀胱经,由左手点压患者左侧金穴承山向上推至土穴委中,右手点压左侧金穴承山,约半分钟。

步骤3　施术者沿足太阳膀胱经,由左手点压患者左侧土穴委中向上推至金穴殷门,右手点压左侧土穴委中。

步骤4　施术者沿足太阳膀胱经,由左手点压患者左侧金穴殷门向上推至金穴承扶,右手点压左侧金穴殷门。

步骤5　施术者移位至患者右侧,重复步骤2~4,施术对侧。

步骤6　患者取仰卧位,施术者站立于患者右侧,左手拇指、中指点压右侧木穴膝阳关、曲泉穴,相互透捏,右手握住患者足踝向远端牵拉数次。

步骤7　施术者左手垫扶于患者腘窝处,右手握患者足踝使膝关节屈膝呈90°,反复3次。

步骤8　施术者沿足太阳膀胱经,依次上推金穴左意舍、木穴右意舍约半分钟,双手拇指推向两侧金穴左魂门、木穴右魂门约1分钟,双手拇指推向两侧金穴左膈关、木穴右膈关约半分钟,术毕。

五、强筋术

强筋术通过在相关木、火、土、金、水五行穴上施术,具有活血化瘀、通络止痛的功效,主治关节肿胀、僵硬型膝痹和关节疼痛无力型膝痹。

(一)主治膝痹(关节肿胀、僵硬)

具体操作手法如下。

操作视频

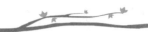

步骤 1　男从左始,女从右始,此以女为例。嘱患者仰卧位,施术者站立于患者右侧,用双手拇指点压内、外膝眼,两手其余四指点压腘窝,固定后,向远端做轻度牵拉 2 ~ 3 次。

步骤 2　嘱患者微微屈膝约呈 30°,施术者左手拇指与中指点压患者金穴左膝阳关、左曲泉,木穴右膝阳关、右曲泉,右手拇指点压土穴足三里,方位向下约 1 分钟。

步骤 3　施术者双手拇指点压患者金穴左膝阳关、左曲泉,木穴右膝阳关、右曲泉,相互透捏。

步骤 4　嘱患者右膝屈曲,施术者左手点压金穴左鹤顶、木穴右鹤顶,其余四指固定腘窝处,右手拇指点压火穴解溪,其余四指拉动脚掌向上近端拉动。

步骤 5　施术者左手扶持患者右髋处,左手拇指依次点压金穴左鹤顶、木穴右鹤顶推至伏兔穴。

步骤 6　重复步骤 1 ~ 5,施术对侧。

步骤 7　施术者右手中指点压火穴中极,顺时针上推点压半分钟。

步骤 8　施术者双手示指、中指、环指合用,以中指发力,点压金穴左府舍、木穴右府舍,同时内旋 45°,并向上轻推 1 分钟进行收、放施术。

步骤 9　嘱患者俯卧位,施术者站立于患者右侧,沿足太阳膀胱经,由左手点压患者右侧木穴承山,右手点压患者右侧土穴委中,约半分钟。

步骤 10　施术者沿足太阳膀胱经,由左手点压患者土穴委中,右手点压患者右侧木穴殷门,约半分钟。

步骤 11　施术者沿足太阳膀胱经,由左手点压患者右侧木穴殷门,右手点压患者右侧木穴承扶,约半分钟。

步骤 12　重复步骤 9 ~ 11,施术对侧。

步骤 13　嘱患者俯卧位,施术者左手拇指与中指透捏膝阳关和曲泉,右手握住患者踝关节向后牵拉 3 次,同法施术对侧,术毕。

(二)主治膝痹(关节疼痛无力)

具体操作手法如下。

步骤 1　嘱患者仰卧位,双下肢自然伸直,施术者站立于患者右侧,右手中指顺时针点压火穴中极,上推半分钟。

步骤 2　施术者双手示指、中指、环指合用,以中指发力,点压金穴左府舍、木穴右府舍,同时内旋 45°,并向上轻推 1 ~ 2 分钟进行收、放施术。

步骤 3　施术者双手拇指重叠点压患者土穴足三里约半分钟。

步骤 4　施术者双手拇指点压患者金穴左膝阳关、左曲泉,木穴右膝阳关、右曲泉,相互透捏。

步骤 5　施术者双手拇指点压内、外膝眼,两手其余四指点压腘窝,固定后,向远端做轻度牵拉 2 ~ 3 次。

步骤 6　嘱患者下肢自然放松,施术者左手拇指点压两膝眼之间火穴,右手拇指点压金穴左太冲、木穴右太冲。

步骤 7　嘱患者下肢自然放松,施术者左手拇指点压金穴左鹤顶、木穴右鹤顶,其余四指固定膝部,右手拇指点压火穴解溪,其余四指拉动脚掌向上近端拉动。

步骤 8　施术者左手垫于腘窝处,右手紧握患者踝关节,使患者膝关节呈90°,屈曲运动。

步骤 9　重复步骤3~8,施术对侧。

步骤 10　嘱患者俯卧位,下肢自然放松,施术者站立于患者右侧,右手拇指点压金穴左委阳、木穴右委阳,左手拇指点压金穴左昆仑、木穴右昆仑,其余四指环扣足踝向下适力牵拉3次。

步骤 11　施术者双手拇指点压金穴左昆仑、左太溪,木穴右昆仑、右太溪,同时施术收放踝部筋血,术毕。

第四章
张氏经络收放疗法临床应用

第一节　内科疾病

一、眩晕

眩晕是目眩和头晕的总称,临床以眼花、视物模糊和昏暗发黑为眩;以感觉自身或外界物体运动或旋转不能站立为晕,因两者常并见,故统称为"眩晕"。本病轻者闭目即止,重者如坐车船,旋转不定,不能站立,或伴有恶心、呕吐、汗出,甚则昏倒等症状。

现代医学中,眩晕是临床常见症状,可见于多种疾病,如梅尼埃病、迷路炎、脑动脉粥样硬化、椎基底动脉供血不足、低血压、高血压、贫血等。

眩晕具体可分为肝阳上亢证、气血两虚证、痰湿中阻证、肾精不足证和瘀血阻窍证五种证型。其中,张氏经络收放疗法对肝阳上亢证、气血两虚证、痰湿中阻证眩晕疗效显著。

(一)肝阳上亢证

1.临床表现　眩晕耳鸣,头痛且胀,每因烦劳或恼怒而加剧,甚则仆倒,急躁易怒,面色潮红,失眠多梦,或手足震颤,舌红、苔黄,脉弦或弦数。

2.治疗方法　平肝潜阳,滋养肝肾。

3.张氏经络收放疗法

【处方】　土穴(合谷),土穴(曲池),土穴(印堂),土穴(百会),土穴(神门),金穴(左太冲),木穴(右太冲),水穴(肝俞),金穴(左肾俞),木穴(右肾俞)。

【方解】　土穴合谷:在手背第1、2掌骨之间,约平第2掌骨桡侧的中点处,为手阳明大肠经原穴,主治面口疾病,可疏通手阳明大肠经气而止眩晕。

土穴曲池:位于屈肘呈直角时,肘横纹外侧端与肱骨外上髁连线的中点,为大肠经穴,可疏通大肠经气,具有降压作用,用于高血压眩晕。

土穴印堂:位于两眉头连线的中点,为经外奇穴,主治头痛、眩晕,可清利头目。

土穴百会:位于头顶正中,为督脉之穴,可升发阳气,主治眩晕。

土穴神门:在腕横纹尺侧端,尺侧腕屈肌腱的桡侧凹陷处,为心经输穴、原穴,具有疏通少阴心经经气的作用,可治疗高血压。

左金右木穴太冲:位于足背第1、2跖骨结合部之前的凹陷中,为肝之原穴,可平肝潜阳,主治头痛、眩晕等症。

水穴肝俞:位于第9胸椎棘突下,后正中线旁开1.5寸处,属足太阳膀胱经穴,为肝之背俞穴,既可疏通足太阳经气,又能滋肝阴、潜肝阳而治眩晕。

左金右木穴肾俞:位于第2腰椎棘突下,后正中线旁开1.5寸处,属膀胱经穴,为肾之背俞穴,既可疏通足太阳经气,又可滋肾阴以滋水涵木。

以上诸穴,五行相配,五脏相生,共奏平肝潜阳、滋养肝肾之功。

【操作】　土穴合谷、曲池、印堂、百会、神门,性质属土,故用平补平泻法以泻热清心,平降肝阳。左转三周、右转三周,力度均匀,既不上顶,也不下压,即为平补平泻法(后文同)。

水穴肝俞、木穴右肾俞、木穴右太冲,两穴性质属水、属木,故用泻法,以平肝潜阳,兼滋肝肾之阴。逆时针方向向下重按,即为泻法(后文同)。

金穴左肾俞、左太冲,性质属金,故用补法,以滋补肾阴,滋水涵木。顺时针方向上顶轻按,即为补法(后文同)。

(二)气血两虚证

1.临床表现　眩晕,动则加剧,劳累即发,伴神疲乏力,气短懒言,动则汗出,面色㿠白,食欲减退,口唇爪甲淡白,心悸少寐,舌淡、苔薄白,脉细弱。

2.治疗方法　补益气血。

3.张氏经络收放疗法

【处方】　土穴(百会),木穴(气海),火穴(关元),土穴(足三里),木穴(血海),土穴(曲池),水穴(大椎),火穴(脾俞),金穴(左肾俞),木穴(右肾俞),水穴(命门)。

【方解】　土穴百会:位于头顶正中,为督脉之穴,可升发阳气,使气血上荣于头。

木穴气海:在前正中线上,脐中下1.5寸,属任脉,为肓之原穴,可补气生血。

火穴关元:在前正中线上,脐中下3寸,为小肠募穴,既可补任脉之气,又可助气血生化之源。

土穴足三里:位于犊鼻穴下3寸,胫骨前嵴外一横指处,属足阳明胃经,为足阳明经合穴和胃之下合穴,是强壮要穴,可助气血生化之源。

木穴血海:屈膝时,在髌骨内上缘上2寸,当股四头肌内侧头的隆起处,属足太阴脾经,可补脾养血。

土穴曲池:位于屈肘呈直角时,肘横纹外侧端与肱骨外上髁连线的中点,可调节手阳明经气。

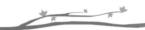

水穴大椎,在后正中线上,第7颈椎棘突下凹陷中,属督脉,可温通督脉阳气。

火穴脾俞:位于第11胸椎棘突下,后正中线旁开1.5寸处,属足太阳膀胱经,为脾之背俞穴,可滋助脾胃而生气血。

左金右木穴肾俞:位于第2腰椎棘突下,后正中线旁开1.5寸处,可疏通足太阳经气,滋肾中之精。

水穴命门:在后正中线上,第2腰椎棘突下凹陷中,属督脉,可温命门之火。

以上诸穴,五行相配,生克制化,共起温肾健脾、益气养血之功。

【操作】 土穴百会、足三里、曲池,性质属土,故用平补平泻法以益气生血。

木穴气海、木穴血海、木穴右肾俞、水穴大椎、水穴命门,性质属木、属水,故用泻法,以流通血气。

火穴关元、火穴脾俞、金穴左肾俞,性质属火、属金,故用补法以滋补气血。

(三)痰湿中阻证

1.临床表现 眩晕,头重昏蒙,或伴视物旋转,胸闷不舒,纳呆,泛恶或呕吐痰涎,肢体困倦,苔白腻,脉濡滑。

2.治疗方法 化湿祛痰,健脾和胃。

3.张氏经络收放疗法

【处方】 土穴(百会),水穴(头维),水穴(中脘),土穴(足三里),金穴(商丘)。

【方解】 土穴百会:位于头顶正中,属督脉,可化痰醒神。

水穴头维:当额角发际上0.5寸,头正中线旁开4.5寸,属足阳明胃经,主治头痛、眩晕。

水穴中脘:在前正中线上,脐中上4寸,属任脉,为胃之募穴、八会穴之腑会,可健中除湿。

土穴足三里:位于犊鼻穴下3寸,胫骨前嵴外一横指处,属足阳明胃经,可益气健脾、化痰除湿。

金穴商丘:位于内踝前下方凹陷中,当舟骨结节与内踝尖连线的中点处,为脾经穴,可健脾除湿。

以上诸穴,土、水、金相配,可健脾除湿、化痰止眩。

【操作】 土穴百会、足三里,性质属土,故用平补平泻法以健脾化痰除湿。

水穴头维、中脘,性质属水,故用泻法,以化痰除湿,健运中焦脾胃。

金穴商丘,性质属金,故用补法以健脾除湿。

二、中风后遗症

中风后遗症是指中风发病6个月以后遗留下来的口眼㖞斜、语言不利、半身不遂等症状的总称,属中医"偏瘫""偏枯""偏废"等病证范畴。常因中风之后,脏腑虚损,正气耗损,功能失调,痰瘀内生,病邪稽留日久,阴阳失却平衡,气血逆乱,痰瘀阻滞经络,肢体失养所致,故基本病机为本虚标实。

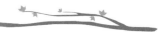

现代医学中的急性脑血管疾病后遗症与之相近,包括出血性和缺血性脑血管病的后遗症。张氏经络收放疗法治疗中风后遗症的方法如下。

（一）收放五脏血气疗法

收放五脏血气疗法主要以放法为主,放法可以促进五脏气血流通。五脏气血流通畅达,有利于中风后遗症的恢复。

1. 放心血　使肺血下降。轻握手中指或足中趾为放。

2. 放肝血　使肺血上升。轻握手示指或足第二趾为放。

3. 放脾血　使肝血下降。轻握手拇指或足大趾 5 秒为放。

4. 放肺血　使心血安定。轻握手环指或足第四趾 5 秒为放。

5. 放肾血　使肝血下降。轻握手小指或足小趾 5 秒为放。

（二）收放经络穴位疗法

【处方】　金穴(左太阳),木穴(右太阳),木穴(角孙),水穴(翳风),土穴(百会),金穴(左风池),木穴(右风池),火穴(哑门),火穴(地仓),金穴(左颊车),木穴(右颊车),土穴(合谷),水穴(外关),土穴(曲池),火穴(手五里),木穴(肩髃),土穴(肩井),土穴(足三里),土穴(三阴交),水穴(阴陵泉),木穴(血海),金穴(髀关),土穴(阳陵泉),金穴(左太冲),木穴(右太冲),金穴(左承山),土穴(委中),金穴(左殷门),金穴(左承扶),金穴(左环跳),木穴(右环跳),水穴(命门),金穴(左肾俞),木穴(右肾俞),水穴(肝俞),木穴(心俞),金穴(左肺俞),木穴(右肺俞),土穴(涌泉)。

【方解】　左金右木穴太阳:位于眉梢与目外眦之间,向后约一横指的凹陷处,为经外奇穴,可疏通面部经络。

木穴角孙:位于耳尖发际处,属手少阳三焦经,可疏通三焦经气。

水穴翳风:位于乳突前下方与耳垂之间的凹陷中,属手少阳三焦经,可祛风疏通经络,主治口眼㖞斜。

土穴百会:位于头顶正中,属督脉,可升举阳气。

左金右木穴风池:位于胸锁乳突肌与斜方肌上端之间的凹陷中,属足少阳胆经,主治中风等内风为患,以及口眼㖞斜等外风为患。

火穴哑门:当正坐头微前倾时,在后正中线上,入发际上 0.5 寸处,属督脉,主治中风舌强不语。

火穴地仓:位于口角旁约 0.4 寸处,属足阳明胃经,主治口角㖞斜。

左金右木穴颊车:在下颌角前上方约一横指,按之凹陷处,当咀嚼时咬肌隆起最高点处,属足阳明胃经,与地仓相配,主治面瘫。

土穴合谷:在手背第 1、2 掌骨间,约平第 2 掌骨桡侧的中点处,为大肠经原穴,主治口眼㖞斜等面部疾病。

水穴外关:位于腕背横纹上 2 寸,尺骨与桡骨正中间,为手少阳三焦经络穴、八脉交会穴,通阳维脉,主治上肢痿痹不遂。

土穴曲池:属手阳明大肠经,当屈肘呈直角时,位于肘横纹外端与肱骨外上髁连线的中点,为大肠经合穴,主治手臂疼痛。

火穴手五里:在曲池穴与肩髃穴连线上,曲池穴上 3 寸处,属手阳明大肠经,主治肘臂挛痛。

木穴肩髃:在肩峰端下缘,当肩峰与肱骨大结节之间,三角肌上部中央,臂外展或平举时,肩部出现两个凹陷,当肩峰前下方凹陷处,属手阳明大肠经,主治肩臂疼痛。

土穴肩井:在肩上,大椎穴与肩峰连线的中点,属足少阳胆经,主治肩背疼痛、上肢不遂。

以上诸穴主要用于面部及上肢的偏瘫。

土穴足三里:位于犊鼻穴下 3 寸,胫骨前嵴外一横指处,为足阳明经合穴和胃之下合穴,可助脾胃气血生化之源。

土穴三阴交:位于内踝尖上 3 寸,胫骨内侧面后缘,属足太阴脾经,与足三里相配,为补益要穴,主治下肢痿痹。

水穴阴陵泉:位于胫骨内侧髁下方凹陷处,为足太阴脾经合穴。

木穴血海:屈膝时,在髌骨内上缘上 2 寸,当股四头肌内侧头的隆起处,属足太阴脾经,可补血活血。

金穴髀关:在髂前上棘与髌骨外上缘连线上,屈髋时平会阴,居缝匠肌外侧凹陷处,属足阳明胃经,主治下肢痿痹。

土穴阳陵泉:位于腓骨小头前下方凹陷中,为足少阳胆经合穴、胆之下合穴、八会穴之筋会,主治膝肿痛及下肢痿痹、麻木。

左金右木穴太冲:位于足背,在第 1、2 跖骨结合部之前凹陷中,属足厥阴肝经,为足厥阴肝经输穴和原穴,主治下肢痿痹、足跗肿痛。

金穴左承山:位于腓肠肌两肌腹之间凹陷的顶端处,约在委中穴与昆仑穴之间中点,属足太阳膀胱经,主治腰腿疼痛。

土穴委中:位于腘横纹中点,当股二头肌腱与半腱肌肌腱的中间,属足太阳膀胱经,为足太阳膀胱合穴及膀胱下合穴,主治腰背痛、下肢痿痹。

金穴左殷门:位于承扶穴与委中穴的连线上,承扶穴下 6 寸处,属膀胱经,主治下肢痿痹。

金穴左承扶:在臀横纹的中点,可治疗下肢痿痹。

左金右木穴环跳:属足少阳胆经,侧卧屈股位时,位于股骨大转子高点与骶管裂孔连线的外 1/3 与内 2/3 交界处,主治腰、髋关节、下肢疼痛、半身不遂。

水穴命门:在后正中线上,第 2 腰椎棘突下凹陷中,属督脉,主治腰脊强痛、下肢痿痹。

左金右木穴肾俞:在第 2 腰椎棘突下,后正中线旁开 1.5 寸处,属足太阳膀胱经,为肾的背俞穴,可温肾通膀胱之经。

水穴肝俞:在第 9 胸椎棘突下,后正中线旁开 1.5 寸处,属膀胱经,为肝的背俞穴,可补肝强筋骨。

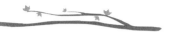

木穴心俞:在第5胸椎棘突下,后正中线旁开1.5寸处,属足太阳膀胱经,为心的背俞穴,可治心虚、言语不利。

左金右木穴肺俞:在第3胸椎棘突下,后正中线旁开1.5寸处,为肺的背俞穴,可开肺气以宣发气血。

土穴涌泉:当足趾跖屈时,约当足底(去趾)前1/3凹陷处,属足少阴肾经,为足少阴肾经井穴,可激发足少阴经气。

以上诸穴主要用于下肢偏瘫。

【操作】　金穴左太阳、金穴左风池、金穴左颊车、金穴髀关、金穴左太冲、金穴左承山、金穴左殷门、金穴左承扶、金穴左环跳、金穴左肾俞、火穴哑门、火穴地仓、火穴手五里,性质属金、属火,为收穴,施以补法。

木穴右太阳穴、木穴角孙、水穴翳风、木穴右风池、木穴右颊车、水穴外关、木穴肩髃、水穴阴陵泉、木穴血海、木穴右太冲、木穴右环跳、木穴右肾俞、木穴右肺俞、木穴心俞、水穴命门、水穴肝俞,性质属木、属水,为放穴,施以泻法。

土穴百会、合谷、曲池、肩井、足三里、三阴交、阳陵泉、涌泉、委中,性质属土,为生长之穴,施以平补平泻法。

三、失眠

失眠是指以经常不能获得正常睡眠为特征的一种病证。其病情轻重不一,轻者有不易入睡,或睡而早醒,或醒后难以入睡,严重者整夜不能入睡。本病属于中医学“不寐”范畴,又称“不得眠”“不得卧”等。

失眠在临床颇为常见,不仅影响人们的正常生活、工作、学习和健康,而且可引起焦虑、抑郁或恐惧心理,妨碍社会功能,且易诱发或加重心脑血管等疾病。随着人们工作、生活、学习等各方面的节律加快,随之而来的失眠发病率亦呈上升趋势。

张氏经络收放疗法治疗失眠的方法如下。

【处方】　金穴(膻中),水穴(中脘),木穴(气海),土穴(足三里),土穴(百会),金穴(左太阳),木穴(右太阳),土穴(印堂),火穴(上星),水穴(头维),木穴(心俞),水穴(胆俞),火穴(脾俞),水穴(胃俞),金穴(左肾俞),木穴(右肾俞)。

【方解】　金穴膻中:在前正中线上,平第4肋间隙处,为任脉经穴,属心包经募穴,八会穴之一,是宗气聚会之处,可调理脏腑经气,平和阴阳。

水穴中脘:在前正中线上,脐中上4寸处,乃胃之募穴,八会穴之腑会,可和胃降逆安神。

木穴气海:在下腹部,前正中线上脐中下1.5寸,乃任脉经穴,具有强身壮体作用,为保健要穴,有调补下焦、补益肾气之效。

土穴足三里:在小腿前外侧犊鼻穴下3寸处,距胫骨前缘一横指(中指)处,乃胃经合穴,胃之下合穴,有疏通经络、和胃安中之功。

土穴百会:在头部,前发际正中直上5寸处,或两耳尖连线中点处,乃督脉与足太阳

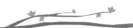

经交会穴,络于脑,脑为元神之府,有安神定志、醒脑益智之功。

左金右木穴太阳:在颞部眉梢与目外眦之间,向后约一横指的凹陷处,乃经外奇穴,十二经气血皆上注于头,具有醒脑开窍、调和气血、清利头目、疏风泄热之功。

土穴印堂:在两眉头连线的中点,为经外奇穴,是临床治疗失眠的经验奇穴,有清热疏风、镇静安神的功效。

火穴上星:在头部,当前发际正中直上1寸,乃督脉经穴,有清脑利窍、疏通血脉之功。

水穴头维:在头侧部,额角发际上0.5寸,头正中线旁开4.5寸,乃胃经穴,足阳明、足少阳经与阳维脉之交会穴,有清头明目之功。

木穴心俞:在背部,第5胸椎棘突下,后正中线旁开1.5寸,乃膀胱经穴,心的背俞穴,有化痰、安神之功。

水穴胆俞:在背部,第10胸椎棘突下,后正中线旁开1.5寸,乃膀胱经穴,胆的背俞穴,有清泄肝胆、养血明目之效。

火穴脾俞:在背部,第11胸椎棘突下,后正中线旁开1.5寸,乃膀胱经穴,脾的背俞穴,有健脾益气之功。

水穴胃俞:在背部,第12胸椎棘突下,后正中线旁开1.5寸,乃膀胱经穴,为胃的背俞穴,有健脾益胃、安中宁神之功。

左金右木穴肾俞:在腰部,第2腰椎棘突下,旁开1.5寸,乃膀胱经穴,肾的背俞穴,有交通心肾、宁心安神之功。

【操作】 金穴膻中、左太阳、左肾俞,性质属金,为收穴,故用补法以和胃理气,宁心安神。

水穴中脘、头维、胆俞、胃俞,性质属水,为放穴,故用泻法,以疏肝利胆、和中安神。

木穴气海、心俞、右太阳、右肾俞,性质属木,为放穴,故用泻法,以祛邪安神。

土穴足三里、百会、印堂,性质属土,主生长,故用平补平泻法,以健脾和胃安神。

火穴上星、脾俞,性质属火,为收穴,故用补法,健脾和胃安神。

四、胃痛

胃痛,又称胃脘痛,俗称"心下痛",是以上腹胃脘部近心窝处经常发生疼痛为主要临床表现的病证,其疼痛可突然发作,亦可缓慢发作,疼痛性质多见胀痛、隐痛、刺痛、灼痛、绞痛等。痛时常兼见脘胀不适、恶心呕吐、食纳不佳、吞酸、嗳气、大便不调等症。

(一)肝气犯胃证

1.临床表现 胃脘部气胀疼痛、刺痛,嗳气频繁,遇生气等情绪变化时加重,同时伴有胸闷、嗳腐吞酸、大便不成形、腹胀、腹痛、腹泻、食少等症状。若为饮食气滞,则舌苔厚腻,脉滑有力。若为瘀血气滞,则舌质紫暗或有瘀斑,脉涩。

2.治疗方法 疏肝理气。

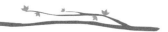

3. 张氏经络收放疗法

【处方】 水穴（中府），金穴（膻中），水穴（鸠尾），水穴（上脘），水穴（中脘），木穴（下脘），土穴（右腹哀），水穴（梁门），木穴（承满），土穴（足三里），火穴（内关），土穴（合谷），水穴（中枢），木穴（至阳），水穴（胃俞）。

【方解】 水穴中府：在胸部，前臂外上方第1肋间隙处，动脉应手处陷中，为手太阴肺经募穴，手足太阴之会，可宣肺理气、和胃利水，主治胸痛、气喘、咳嗽及咳逆。

金穴膻中：在前正中线上，平第4肋间隙处，属心包经募穴，又是八会穴之一，是宗气聚会之处，具有通利上焦、降气宽胸之功效。

水穴鸠尾：在前正中线上，剑突下1寸取穴，即脐中上7寸处，乃任脉络穴，位于膈之近处，取之能调整局部经气，疏通膈间气机而达降逆和胃作用。

水穴上脘：在前正中线上，脐中上5寸处，乃任脉与足阳明、手太阳经交会穴，可理气和胃止痛。

水穴中脘：在前正中线上，脐中上4寸处，乃胃之募穴，八会穴之腑会，任脉与手太阳、少阳、足阳明经之交会穴，有健脾和胃、祛痰利湿、理气活血止痛等功效。

木穴下脘：在前正中线上，脐中上2寸处，是任脉与足太阴经交会穴，有理气止痛作用。

土穴右腹哀：在上腹部，脐中上3寸，前正中线旁开4寸处，乃足太阴与阴维脉交会于足太阴脾经，有理气止痛消导之功。

水穴梁门：在上腹部，脐中上4寸，前正中线旁开2寸处。

右腹哀、梁门二穴均为胃经穴，有理气和胃、止痛消导之功。

木穴承满：在上腹部，脐中上5寸，前正中线旁开2寸处。

土穴足三里：位于犊鼻穴下3寸，胫骨前嵴外一横指处，乃足阳明胃经合穴，胃之下合穴，不仅是保健要穴，更是治胃痛之要穴，具有调理脾胃、补中益气、扶正祛邪、调节机体免疫力等作用。

火穴内关：在前臂掌侧腕横纹上2寸，掌长肌腱与桡侧腕屈肌腱之间，乃心包经络穴，八脉交会穴，通阴维脉，具有和胃降逆、宽胸理气、镇定止痛的作用。

土穴合谷：在手背第1、2掌骨间，约平第2掌骨桡侧的中点处，乃手阳明大肠经穴，具有理气消胀、疏风清热、行气开窍、镇静安神功能，对肠胃功能有显著的调节作用。

水穴中枢：在背部，后正中线上，第10胸椎棘突下凹陷中。

木穴至阳：在背部，后正中线上，第7胸椎棘突下凹陷中。

中枢、至阳二穴为督脉经穴，有疏肝理气止痛之效。

水穴胃俞：在背部，第12胸椎棘突下，后正中线旁开1.5寸处，乃膀胱经穴，为胃的背俞穴，有健脾益胃、通调腑气、宽中降气之功。

【操作】 水穴中府、鸠尾、中枢、上脘、胃俞、中脘、梁门，五行属水，为放穴，故用泻法，以疏肝理气，和胃止痛。

木穴下脘、至阳、承满，属木，为放穴，故用泻法，以疏肝理气止痛。

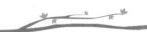

金穴膻中、火穴内关,属金、属火,为收穴,故用补法,以和胃理气止痛。

土穴合谷、右腹哀、足三里,属土,主生长,故用平补平泻法,以调和气血,和胃止痛。

(二)肝胃郁热证

1.临床表现　胃脘剧痛,拒按,心烦口苦,恶心欲呕,泛酸嘈杂,舌红、苔黄,脉弦数有力。

2.治疗方法　疏肝泄热。

3.张氏经络收放疗法

【处方】　木穴(胆俞),水穴(左期门),火穴(右期门),火穴(行间)。

【方解】　木穴胆俞:在背部,第10胸椎棘突下,后正中线旁开1.5寸处,乃足太阳膀胱经穴,胆的背俞穴,有清泄肝胆、解痉散结、活血止痛之效。

左水右火穴期门:在胸部,乳头直下第6肋间隙,前正中线旁开4寸处,乃足厥阴、足太阴与阴维脉之交会穴,有清泄肝胆、理气解郁之功。

火穴行间:在足背侧第1、2趾间缝纹端,有疏肝理气、清热解郁之功。

以上诸穴,木、水、火相配,可清泄肝胆,理气止痛。

【操作】　木穴胆俞五行属木,故用泻法,以清泄肝胆,理气止痛。

水穴左期门属水,故用泻法,以清泄肝胆,理气止痛。

火穴右期门、行间属火,故用补法,以理气和胃止痛。

(三)肝郁脾虚证

1.临床表现　胃脘部胀痛或隐痛,脘腹胀满,纳差食少,嗳气,胃中嘈杂泛酸,便溏腹泻,神疲乏力,失眠多梦,舌苔薄白,脉弦或弦细。

2.治疗方法　疏肝健脾。

3.张氏经络收放疗法

【处方】　土穴(章门),水穴(肝俞),木穴(胆俞)。

【方解】　土穴章门:在侧腹部,第11肋游离端的下方,为脾的募穴,八会穴之一,足厥阴肝经与胆经交会穴,有疏调肝脾、清热利湿、活血化瘀之功。

水穴肝俞:在背部,第9胸椎棘突下,后正中线旁开1.5寸处,为肝的背俞穴,有健脾利湿、益气统血的作用。

木穴胆俞:在背部,第10胸椎棘突下,后正中线旁开1.5寸处,为胆的背俞穴,有清泄肝胆、理气解郁的作用。

【操作】　土穴章门属土,主生长,故用平补平泻法,以疏调肝脾,清热利湿。

水穴肝俞属水,为放穴,故用泻法,以疏肝健脾,理气祛湿。

木穴胆俞属木,为放穴,故用泻法,以疏肝健脾,理气祛湿,和胃止痛。

五、消渴

消渴是以阴津不足为基本病机,临床以多尿、多饮、多食、身体消瘦或肥胖,或尿有甜味为主要表现的一种疾病。消渴发病率高、病程长、并发症多,严重危害人类健康。近年

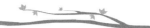

来本病的发病率随着人民生活水平的提高、人口老龄化加剧和人们生活方式的改变而迅速增高,呈逐渐增长的流行趋势。

根据消渴的临床特征,本病主要涉及西医学的糖尿病和尿崩症。

张氏经络收放疗法的基本处方:金穴(膻中),水穴(中脘),土穴(神阙),木穴(气海),水穴(左梁门),火穴(右梁门),土穴(章门),水穴(左期门),火穴(右期门),土穴(足三里),土穴(三阴交),木穴(隐白),火穴(然谷),土穴(太溪),土穴(涌泉),金穴(左太阳),木穴(右太阳),土穴(百会),金穴(左风池),木穴(右风池),木穴(少商),火穴(劳宫),金穴(左曲泽),木穴(右曲泽),土穴(水沟)。

(一)上消

1. 临床表现　烦渴多饮,口干舌燥,尿频量多,舌边尖红、苔薄黄,脉洪数。

2. 治疗方法　清热润肺,生津止渴。

3. 张氏经络收放疗法

【处方】　金穴(左肺俞),木穴(右肺俞),木穴(少商),木穴(隐白),水穴(左梁门),土穴(左章门),木穴(心俞)。

【方解】　左金右木穴肺俞:在第3棘突下,督脉旁开1.5寸处,为足太阳膀胱经穴。

木穴少商:在手拇指桡侧指甲根角旁0.1寸处,为手太阴肺经穴,肺为水之上源。

肺俞、少商二穴用泻法,可培补肺阴和促进津液的布散。

木穴隐白:在足大趾内侧,趾甲根角旁0.1寸处。

水穴左梁门:在任脉中脘穴左侧旁开2寸处。

隐白为足太阴脾经穴,用泻法可健脾而促进津液的化生布散;梁门为足阳明胃经穴,胃为后天之本,饮食皆入于胃,脾为胃行其津液。此二穴用泻法可调节津液摄入布散。

土穴章门:在第11肋游离端下方,为足厥阴肝经穴,脾之募穴,八会穴之脏会,平补土穴而泻木穴,为抑木扶土之法,能调节气机,促进津液布散,具有治疗津液化生布散失常的功能。

木穴心俞:在第5胸椎棘突下,后正中线旁开1.5寸处,为足太阳膀胱经穴,泻法可以祛除火邪,防止火邪刑金,导致津液布散失常。

【操作】　土穴左章门属土,主生长,用平补平泻,但以泻法为主。

水穴左梁门,木穴右肺俞、木穴少商、木穴隐白、木穴心俞,属水、属木,为放穴,用泻法。

金穴左肺俞,性质属金,为收穴,施以补法。

(二)中消

1. 临床表现　多食易饥,口渴,尿多,形体消瘦,大便干燥,苔黄,脉滑实有力。

2. 治疗方法　清胃泻火,养阴增液。

3. 张氏经络收放疗法

【处方】　水穴(中脘),水穴(胃俞),水穴(天枢),火穴(脾俞),金穴(左阳池),木穴

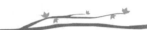

(右阳池),土穴(太溪)。

【方解】 水穴中脘:在前正中线上,脐中上4寸。

水穴胃俞:在第12胸椎棘突下,后正中线旁开1.5寸处。

水穴天枢:在脐中旁开2寸。

中脘为任脉穴、胃之募穴、八会穴之腑会,胃俞为足太阳膀胱经穴、胃之背俞穴,天枢为足阳明胃经穴、大肠募穴,此三穴用泻法,可以清泻胃火。

火穴脾俞:在第11胸椎棘突下,后正中线旁开1.5寸处。

左金右木穴阳池:在腕背横纹中,当指伸肌腱的尺侧缘凹陷处。

脾俞为足太阳膀胱经穴、脾之背俞穴,阳池为手少阳三焦经原穴,此二穴用补法,可以温补脾阳,通调水道而布水,泄水穴而补火穴,即泄水补火,能通阳布水,治疗胃强脾弱津液布散失常。

土穴太溪:在内踝后方,当内踝尖与跟腱之间的中点凹陷处,为足少阴肾经输穴、原穴,此穴平补平泻可以养阴增液,生津止渴。

【操作】 土穴太溪用平补平泻,且以补为主。

水穴中脘、水穴胃俞、水穴天枢、木穴右阳池用泻法。

火穴脾俞、金穴左阳池用补法。

(三)下消

1.临床表现 尿频量多,混浊如脂膏,或尿甜,腰膝酸软,乏力,头晕耳鸣,口干唇燥,皮肤干燥、瘙痒,舌红苔少,脉细数。

2.治疗方法 滋阴补肾,润燥止渴。

3.张氏经络收放疗法

【处方】 金穴(左肾俞),木穴(右肾俞),土穴(三阴交),土穴(涌泉),水穴(期门),木穴(小肠俞),火穴(中极)。

【方解】 左金右木肾俞:在第2腰椎棘突下,后正中线旁开1.5寸处,为足太阳膀胱经穴,肾之背俞穴。

土穴三阴交:在内踝尖上3寸,当胫骨内侧面后缘处,为足太阴脾经穴。

土穴涌泉:在足底,屈趾时前方凹陷处,约当足底第2、3趾趾缝纹端与足跟连线的前1/3与后2/3交点上,为足少阴肾经井穴。

三阴交、涌泉二穴平补平泻,可滋阴固肾。

水穴期门:在乳头直下第6肋间隙,为足厥阴肝经穴,肝之募穴,肝体阴而用阳,喜条达,以散为用,泻法能促进血液运行,濡养脏腑。

木穴小肠俞:在第1骶椎棘突下,后正中线旁开1.5寸处,为足太阳膀胱经穴,小肠之背俞穴,泻法可以调节水液的代谢。

火穴中极:前正中线上,脐中下4寸处,为任脉穴,膀胱募穴,补法可以微火生气,促进水液生成布散。

【操作】 土穴三阴交、涌泉用平补平泻,且以补法为主。

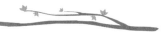

木穴右肾俞、木穴小肠俞、水穴期门用泻法。

金穴左肾俞、火穴中极用补法。

（四）兼证

1. 兼头晕、头痛

【处方】 在治疗消渴的基础上，加金穴（左率谷），木穴（右率谷），土穴（印堂），金穴（左风池），木穴（右风池）。

【方解】 左金右木穴率谷：在耳尖直上，入发际 1.5 寸处，属足少阳胆经，可疏泄少阳，主治头痛、眩晕。

土穴印堂：在额部，当两眉头连线的中间，属督脉，可通督脉，清利头目，主治头痛、眩晕。

左金右木穴风池：位于胸锁乳突肌与斜方肌上端之间的凹陷中，平风府穴处，属足少阳胆经，可疏泄少阳，清利头目，主治头痛、眩晕。

以上穴位均为治疗头痛和眩晕的要穴，依其五行属性分别施以补泻手法或平补平泻法。

【操作】 木穴右率谷、右风池，性质属木，为放穴，施以泻法。

金穴左率谷、左风池，性质属金，为收穴，施以补法。

土穴印堂，性质属土，为生长之穴，施以平补平泻。

2. 兼失眠

【处方】 在治疗消渴的基础上，加土穴（神门），火穴（内关）。

【方解】 土穴神门：位于腕横纹尺侧端，尺侧腕屈肌腱的桡侧凹陷处，属手少阴心经，为输穴和原穴，可安神定志，交通心肾，可治失眠。

火穴内关：位于腕横纹上 2 寸，掌长肌腱与桡侧腕屈肌腱之间，属手厥阴心包经，为络穴，八脉交会穴之一，通于阴维脉，主治失眠。

以上二穴为安神定志要穴，可用于肾水不能上济心阴，心火独亢之阴虚火旺之失眠。

【操作】 土穴神门，性质属土，为生长之穴，故施以平补平泻。

火穴内关，性质属火，为收穴，施以补法。

3. 兼多汗、无汗、盗汗

【处方】 在治疗消渴的基础上，加土穴（合谷），金穴（复溜）。

【方解】 土穴合谷：在手背第 1、2 掌骨间，约平第 2 掌骨桡侧的中点处，属手阳明大肠经，为手阳明大肠经原穴，可清泻阳明大肠热邪，主治汗证。

金穴复溜：位于太溪穴上 2 寸，当足跟腱的前缘，为足少阴肾经之经穴，可滋肾养阴，以治汗证。

【操作】 土穴合谷性质属土，为生长之穴，故施以平补平泻。

金穴复溜，性质属金，为收穴，施以补法。

4. 兼倦怠、乏力

【处方】 在治疗消渴的基础上，加土穴（曲池），土穴（合谷），火穴（行间）。

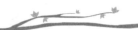

【方解】 土穴曲池:屈肘呈直角时,在肘横纹外侧端与肱骨外上髁连线中点处。

土穴合谷:在手背第1、2掌骨间,约平第2掌骨桡侧的中点处。

以上二穴属手阳明大肠经穴,手阳明大肠为传化之腑,以通为用,并与足阳明胃经相连。大肠通畅,则胃气能够下降以受纳水谷,从而化生气血,气血充足则倦怠乏力自止。

火穴行间:位于足背第1、2趾间的趾蹼缘上方纹头处,为足厥阴肝经荥穴,肝为藏血之脏,主筋,主疏泄而为罢极之本,用补法,使血藏而疏泄正常,筋有所主而疲劳自消。

【操作】 土穴合谷、曲池,性质属土,为生长之穴,施以平补平泻。

火穴行间,性质属火,为收穴,施以补法。

5.兼食欲不振

【处方】 在治疗消渴的基础上,加木穴(公孙),火穴(内关)。

【方解】 木穴公孙:位于第1跖骨基底部的前下方赤白肉际处,为足太阴脾经络穴和八脉交会穴,通于冲脉,足太阴脾为后天之本,主运化水谷。

火穴内关:位于腕横纹上2寸,掌长肌腱与桡侧腕屈肌腱之间,为手厥阴心包经络穴和八脉交会穴,通于阴维脉。

【操作】 木穴公孙性质属木,为放穴,施以泻法。

火穴内关,为收穴,施以补法。

6.兼便秘、泄泻

【处方】 在治疗消渴的基础上,加木穴(天枢),水穴(大肠俞)。

【方解】 木穴天枢:位于脐中旁开2寸处,属足阳明胃经,为大肠募穴,可调节胃肠功能,主治便秘与腹泻。

水穴大肠俞:位于第4腰椎棘突下,后正中线旁开1.5寸处,属足太阳膀胱经,为大肠背俞穴,可调节大肠功能,主治腹泻与便秘。

以上二穴为俞穴与募穴相配,可调节胃肠功能,使泄泻者可止,便秘者可通。

【操作】 木穴天枢,性质属木;水穴大肠俞,性质属水,二穴均为放穴,施以泻法。

第二节 妇科疾病

一、月经先期

临床以月经周期比正常周期提前7天以上,或者10余天一行为主要表现者,称为月经先期,亦称经期超前、经行先期或经早。临床上,如月经仅提前三五天,且无其他明显症状者,属正常范围,或偶然超前一次者,亦不作月经先期病论。

月经先期的辨证要注重于月经的量、颜色和质地,并结合患者形、气色、脉辨其虚实和寒热。一般周期提前,兼月经量多,神疲乏力,经色淡,质清稀,舌淡苔薄,脉弱者属气

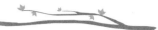

虚。周期提前,兼月经量多,经色紫红或深红,质较稠,舌质红,脉数大者为血热;脉虚而数者为虚热。

(一)脾气亏虚证

1.临床表现 月经周期提前,经量增多,色淡,质稀,倦怠乏力,气短懒言,食欲减退,纳少便溏,舌淡或边有齿痕、苔薄白,脉虚弱。

2.治疗方法 补气摄血,通脉调经。

3.张氏经络收放疗法

(1)收放五脏气血疗法:此为治疗各型月经先期的第一步。实证以放法为主,虚证以收法为主。本证为虚证,故以收补法为主。收法可以补五脏气血,五脏气血充足,则血海充盈,有利于冲任气血调达和月经先期的治疗。

收放心血:收心血使肝血上升,放心血使肺血下降。重握手中指或足中趾为收,放开或轻握手中指末节和足中趾末节为放。

收放肝血:收肝血使脾血下降,放肝血使肺血上升。重握手示指或足第二趾为收,放开或轻握手示指或足第二趾为放。

收放脾血:收脾血使筋血调动,放脾血使肝血下降。重按手拇指末节或足大趾末节6秒或6分钟为收,放开或轻握手拇指或足大趾5秒或5分钟为放。

收放肺血:收肺血使脾血上升,放肺血使心血安定。重握手环指末节和足第四趾末节6秒或6分钟为收,放开或轻握手环指或足第四趾5秒或5分钟为放。

收放肾血:收肾血使脾血上升,放肾血使肝血下降。重握手小指末节和足小趾末节6秒或6分钟为收,放开或轻握手小指和足小趾5秒或5分钟为放。

(2)经络收放穴位疗法

【处方】 金穴(膻中),木穴(气海),水穴(曲骨),水穴(命门),水穴(双天枢),木穴(血海),土穴(三阴交),金穴(左太冲),木穴(右太冲),土穴(气海俞)。

【方解】 金穴膻中:在前正中线上,平第4肋间隙或两乳头连线与前正中线的交点处,为心包募穴,八会穴之气会,用补法以壮任脉之气,为补气之要穴。

木穴气海:在前正中线上,脐中下1.5寸,属任脉,肓之原穴,可补肾气,气能化精,为治疗肾气不足之要穴。

水穴曲骨:在前正中线上,脐中下5寸耻骨联合上缘中点处。

水穴命门:在后正中线上,第2腰椎棘突下凹陷中。

曲骨和命门,分属任督二脉,用泻法以通任督二脉血气。

水穴天枢:在脐中旁开2寸,属足阳明胃经,为大肠募穴,可通大肠之腑,肠腑以通为补,故天枢可调肠腑,助胃气。

木穴血海:位于屈膝髌骨内上缘上2寸,股四头肌内侧头的隆起处,属足太阴脾经,可滋阴养血活血,主治月经不调。

土穴三阴交:在内踝尖上3寸,胫骨内侧面后缘,属足太阴脾经,脾为后天之本,气血生化之源,本穴可养血调经止痛。

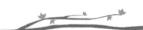

左金右木穴太冲:在足背第1、2跖骨结合部之前凹陷中,属足厥阴肝经输穴和原穴,为足厥阴肝经气所注元气经过和留止的部位,可疏肝气,养肝血,调冲任。

土穴气海俞:在第3腰椎棘突下,后正中线旁开1.5寸,属足太阳膀胱经,与足少阴肾相表里,可固太阳之表而助少阴之里。

全方取任脉与足太阴脾经、足厥阴肝经、足太阳膀胱经和督脉穴位,可气血同调,从而达到益气养血之功。

【操作】 金穴膻中、金穴左太冲,性质属金,为收穴,施以补法。

木穴气海、水穴曲骨、水穴双天枢、水穴命门、木穴血海、木穴右太冲,性质属木、属水,为放穴,施以泻法。

土穴三阴交、气海俞,性质属土,为生长之穴,施以平补平泻法。

(二)阴虚火旺证

1.临床表现 月经周期提前,经量增多或变少,色红,质较稠,或伴有两颧潮红,手足心热,舌质红、苔少,脉细而数。

2.治疗方法 补虚养正,滋阴泻热。

3.张氏经络收放疗法

(1)收放五脏气血疗法:参考本病脾气亏虚证,手法以补虚泻热为主。

(2)经络收放穴位疗法:参考本病脾气亏虚证。

(三)阳盛血热证

1.临床表现 月经周期提前,经量增多,颜色深红或紫暗,质黏稠,常伴心烦急躁,面红口干,小便黄少,大便干结,舌质红、苔黄,脉略数。

2.治疗方法 滋阴养血,泻热凉血。

3.张氏经络收放疗法

(1)收放五脏气血疗法:参考本病脾气亏虚证,手法以泻热凉血为主。

(2)经络收放穴位疗法:参考本病脾气亏虚证,手法以泻法为主。

(四)肝郁血热证

1.临床表现 月经周期提前,经量或多或少,色紫红,有血块,常伴少腹胀痛,胸闷,胁胀,乳房胀痛,或心烦急躁,或口苦咽干,舌红、苔薄黄,脉弦略数。

2.治疗方法 疏肝理气,泻热凉血。

3.张氏经络收放疗法

(1)收放五脏气血疗法:参考本病脾气亏虚证,手法以疏肝泻热凉血为主。

(2)经络收放穴位疗法:参考本病脾气亏虚证,手法以泻法为主。

二、月经后期

月经周期延后7天以上,甚至四五十日一来者,连续2个周期以上者,称为月经后期,又称经行后期、经期错后或经迟。如果仅延后三五天,且无其他不适者,或者在初潮

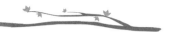

后一二年或更年期,经期时有延后,并无其他症状者,是生理现象,不属月经后期。另外,偶见 1 次延期,下次仍然如期来潮者,亦不作疾病论。本病相当于西医的月经失调和月经稀发。

临床一般以月经后期,经量少或正常,色暗红或有小血块,小腹胀满而痛者,多属气滞;月经后期,量少,色暗有血块,小腹冷痛拒按为血寒;月经量少,色淡暗,质清稀,小腹冷痛,喜暖喜按为虚寒;月经量少,色淡,质地稀薄者,属血虚。

(一)气滞血瘀证

1. 临床表现　经期延后,量少,色暗红,或有血块,下腹胀痛,胸胁及乳房胀痛,苔薄,脉弦;挟瘀者,经行下腹胀,痛较甚,舌质紫暗或有瘀斑。

2. 治疗方法　理气行滞,活血调经。

3. 张氏经络收放疗法

(1)收放五脏气血疗法:此为治疗各型月经后期的第一步。实证以放法为主,虚证以收法为主。本证为实证,故以放泻法为主。放法可以通五脏气血,五脏气血通畅,则有利于冲任气血调达和月经后期的治疗。

收放心血:收心血使肝血上升,放心血使肺血下降。重握手中指或足中趾为收,放开或轻握手中指末节和足中趾末节为放。

收放肝血:收肝血使脾血下降,放肝血使肺血上升。重握手示指或足第二趾为收,放开或轻握手示指或足第二趾为放。

收放脾血:收脾血使筋血调动,放脾血使肝血下降。重按手拇指末节或足大趾末节 6 秒或 6 分钟为收,放开或轻握手拇指或足大趾 5 秒或 5 分钟为放。

收放肺血:收肺血使脾血上升,放肺血使心血安定。重握手环指末节和足第四趾末节 6 秒或 6 分钟为收,放开或轻握手环指或足第四趾 5 秒或 5 分钟为放。

收放肾血:收肾血使脾血上升,放肾血使肝血下降。重握手小指末节和足小趾末节 6 秒或 6 分钟为收,放开或轻握手小指和足小趾 5 秒或 5 分钟为放。

(2)经络收放穴位疗法

【处方】　金穴(膻中),木穴(气海),水穴(曲骨),水穴(命门),水穴(双天枢),木穴(血海),土穴(三阴交),金穴(左太冲),木穴(右太冲),土穴(气海俞),金穴(左归来),木穴(右归来)。

【方解】　金穴膻中:在前正中线上,平第 4 肋间隙或两乳头连线与前正中线的交点处,为心包募穴,八会穴之气会,用补法以壮任脉之气,为补气之要穴。

木穴气海:在前正中线上,脐中下 1.5 寸,属任脉,肓之原穴,可补肾气,气能化精,为治疗肾气不足之要穴。

水穴曲骨:在前正中线上,脐中下 5 寸耻骨联合上缘中点处。

水穴命门:在后正中线上,第 2 腰椎棘突下凹陷中。

曲骨、命门,分属任督二脉,用泻法以通任督二脉血气。

水穴天枢:在脐中旁开 2 寸,属足阳明胃经,为大肠募穴,可通大肠之腑,肠腑以通为

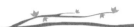

补,故天枢可调肠腑,助胃气。

木穴血海:屈膝,在髌骨内上缘上2寸股四头肌内侧头的隆起处,属足太阴脾经,可滋阴养血活血,主治月经不调。

土穴三阴交:在内踝尖上3寸,胫骨内侧面后缘,属足太阴脾经,脾为后天之本,气血生化之源,可养血调经止痛。

左金右木穴太冲:在足背第1、2跖骨结合部之前凹陷中,属足厥阴肝经输穴和原穴,为足厥阴肝经气所注和元气经过以及留止之处,可疏肝气,养肝血,调冲任。

土穴气海俞:在第3腰椎棘突下,后正中线旁开1.5寸,属足太阳膀胱经,与足少阴肾相表里,可固太阳之表而助少阴之里。

左金右木穴归来:在脐中下4寸,前正中线旁开2寸,属足阳明胃经,可调理后天之本,以益气养血通经。

全方取任脉与足太阴脾经、足厥阴肝经、足太阳膀胱经、足阳明胃经、奇经八脉腧穴穴位,可调达冲任,理气活血化瘀而调经。

【操作】 金穴膻中、左太冲、左归来,性质属金,为收穴,施以补法。

木穴气海、水穴曲骨、水穴双天枢、水穴命门、木穴血海、木穴右太冲、木穴右归来,性质属木、属水,为放穴,施以泻法。

土穴三阴交、气海俞,性质属土,为生长之穴,施以平补平泻法。

(二)寒凝血瘀证

1.临床表现 经期延后,量少,经色紫暗有血块,小腹冷痛拒按,得热痛减,畏寒肢冷,舌暗、苔白,脉沉紧或沉迟。

2.治疗方法 温经散寒,活血调经。

3.张氏经络收放疗法

(1)收放五脏气血疗法:参考本病气滞血瘀证,手法以温通法为主。

(2)经络收放穴位疗法:参考本病气滞血瘀证,手法以温经散寒、活血调经为主。

(三)阳气亏虚证

1.临床表现 经期延后,量少,色淡红,质清稀,无血块,小腹隐痛喜按,喜用热敷,腰酸乏力,小便清长,大便稀薄,面色㿠白,舌淡、苔白,脉沉细弱或沉迟无力。

2.治疗方法 温经扶阳,养血调经。

3.张氏经络收放疗法

(1)收放五脏气血疗法:参考本病气滞血瘀证,手法以温养收法为主。

(2)经络收放穴位疗法:参考本病气滞血瘀证,手法以温阳散寒、活血调经为主。

(四)营血虚损证

1.临床表现 经期延后,伴量少,色淡红,无血块,下腹隐痛,或少腹纠结疼痛,头晕眼花,心悸少寐,面色萎黄或苍白,舌质淡,脉细弱。

2.治疗方法 补血养营,益气调经。

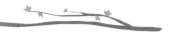

3.张氏经络收放疗法

(1)收放五脏气血疗法:参考本病气滞血瘀证,手法以收补法为主。

(2)经络收放穴位疗法:参考本病气滞血瘀证,手法以补气养血、调理冲任为主。

(五)痰湿阻滞证

1.临床表现　经期错后,量少,色淡,质黏,头晕体胖,心悸气短,脘闷恶心,带下量多,舌淡胖、苔白腻,脉滑。

2.治疗方法　燥湿化痰,活血调经。

3.张氏经络收放疗法

(1)收放五脏气血疗法:参考本病气滞血瘀证,手法以放泻法为主。

(2)经络收放穴位疗法:参考本病气滞血瘀证,手法以化痰除湿、活血调经为主。临证可加土穴丰隆,以化痰除湿。

三、月经过多

月经周期基本正常,月经量明显多于既往者,称为月经过多,亦称经水过多。本病系有排卵型功能失调性子宫出血中的一类,多见于现代医学排卵型功能失调性子宫出血引起的月经过多,或者见于子宫肌瘤、盆腔炎、子宫内膜异位症等疾病引起的月经过多,或宫内节育器引起的月经过多,均可按本病辨证治疗。

辨证以月经量多而周期、经期正常为辨证要点,结合经色和经质的变化以及全身的症候分辨虚实、寒热。通常以量多、色淡、质稀者属气虚;量多、色鲜红或紫而稠黏者属血热;色紫黑有块,伴小腹疼痛的属血瘀,同时应结合其他伴随症状审辨虚实。

(一)脾虚气陷证

1.临床表现　行经量多,色淡红,质清稀,神疲体倦,气短懒言,小腹空坠,面色㿠白,舌淡、苔薄,脉缓弱。

2.治疗方法　补气升提,固冲止血。

3.张氏经络收放疗法

(1)收放五脏气血疗法:此是治疗月经过多的第一步。实证以放法为主,虚证以收法为主。因本证属虚证,主要以收法为主。收法可以补五脏气血,五脏气血充足,则血海充盈,有利于冲任气血调达和月经过多的治疗。

收放心血:收心血使肝血上升,放心血使肺血下降。重握手中指或足中趾为收,放开或轻握手中指末节和足中趾末节为放。

收放肝血:收肝血使脾血下降,放肝血使肺血上升。重握手示指或足第二趾为收,放开或轻握手示指或足第二趾为放。

收放脾血:收脾血使筋血调动,放脾血使肝血下降。重按手拇指末节或足大趾末节6秒或6分钟为收,放开或轻握手拇指或足大趾5秒或5分钟为放。

收放肺血:收肺血使脾血上升,放肺血使心血安定。重握手环指末节和足第四趾末

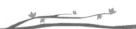

节 6 秒或 6 分钟为收,放开或轻握手环指或足第四趾 5 秒或 5 分钟为放。

收放肾血:收肾血使脾血上升,放肾血使肝血下降。重握手小指末节和足小趾末节 6 秒或 6 分钟为收,放开或轻握手小指和足小趾 5 秒或 5 分钟为放。

(2)经络收放穴位疗法

【处方】 金穴(膻中),木穴(气海),水穴(曲骨),水穴(命门),水穴(双天枢),木穴(血海),土穴(三阴交),金穴(左太冲),木穴(右太冲),土穴(气海俞),火穴(关元),金穴(左归来),木穴(右归来),火穴(中极)。

【方解】 金穴膻中:在前正中线上,平第 4 肋间隙或两乳头连线与前正中线的交点处,为心包募穴,八会穴之气会,用补以壮任脉之气,为补气之要穴。

木穴气海:在前正中线上,脐中下 1.5 寸,属任脉,肓之原穴,可补肾气,气能化精,为治疗肾气不足之要穴。

水穴曲骨:在前正中线上,脐中下 5 寸耻骨联合上缘中点处。

水穴命门:在后正中线上,第 2 腰椎棘突下凹陷中。

曲骨、命门,分属任督二脉,用泻法以通任督二脉血气。

水穴天枢:位于脐中旁开 2 寸,属足阳明胃经,为大肠募穴,可通大肠之腑,肠腑以通为补,故天枢可调肠腑,助胃气。

木穴血海:屈膝,在髌骨内上缘上 2 寸股四头肌内侧头的隆起处,属足太阴脾经,可滋阴养血活血,主治月经不调。

土穴三阴交:位于内踝尖上 3 寸,胫骨内侧面后缘,属足太阴脾经,脾为后天之本,气血生化之源,可养血调经止痛。

左金右木穴太冲:在足背第 1、2 跖骨结合部之前凹陷中,属足厥阴肝经输穴和原穴,为足厥阴肝经气所注和元气经过以及留止之处,可疏肝气,养肝血,调冲任。

土穴气海俞:在第 3 腰椎棘突下,后正中线旁开 1.5 寸,属足太阳膀胱经,与足少阴肾相表里,可固太阳之表而助少阴之里。

火穴关元:在前正中线上,脐中下 3 寸,属任脉,为小肠募穴,既可补肾以滋任脉之气,又可助小肠之腑促进水谷精气的吸收,具有先天、后天同补之意。

左金右木穴归来:位于脐中下 4 寸,前正中线旁开 2 寸处,属足阳明胃经,为大肠募穴,可调理后天之本,以益气养血通经。

火穴中极:在前正中线上,脐下 4 寸,属任脉,为膀胱募穴,可补肾培元。

全方取任脉与足太阴脾经、足厥阴肝经、足太阳膀胱经、足阳明胃经、奇经八脉穴位以补肝肾,固冲任,调经止血。

【操作】 金穴膻中、金穴左太冲、金穴左归来、火穴关元、火穴中极,性质属金、属火,为收穴,施以补法。

木穴气海、水穴曲骨、水穴双天枢、水穴命门、木穴血海、木穴右太冲、木穴右归来,性质属木、属水,为放穴,施以泻法。

土穴三阴交、气海俞,性质属土,为生长之穴,施以平补平泻法。

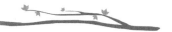

（二）血热妄行证

1.临床表现　经行量多，色鲜红或深红，质黏稠，口渴饮冷，心烦多梦，尿黄便结，舌红苔黄，脉滑数。

2.治疗方法　清热凉血，固冲止血。

3.张氏经络收放疗法

（1）收放五脏气血疗法：参考本病脾虚气陷证，手法以凉血止血为主。

（2）经络收放穴位疗法：参考本病脾虚气陷证，手法以放泻法为主。

（三）血行瘀滞证

1.临床表现　经行量多，色紫暗，质稠有血块，经行腹痛，或平时小腹胀痛，舌紫暗或有瘀点，脉涩有力。

2.治疗方法　活血化瘀，固冲止血。

3.张氏经络收放疗法

（1）收放五脏气血疗法：参考本病脾虚气陷证，手法以活血止血为主。

（2）经络收放穴位疗法：参考本病脾虚气陷证，手法以放泻法为主。

四、月经过少

月经周期基本正常，月经量明显少于既往，经期不足 2 天，甚或点滴即净者，称为月经过少，亦称经水涩少、经量过少。月经过少与月经后期常常并见，常伴体重增加，月经过少发生于青春期和育龄期者，可发展为闭经，发生于更年期者则往往进入绝经。本病多见于西医的功能失调性子宫出血、多囊卵巢综合征、卵巢早衰、性腺功能低下或人工流产手术后宫腔粘连、子宫内膜结核和炎症或大失血后等疾病。本病属器质性病变者，病程较长，临床较难治疗。

月经过少以经量的明显减少而周期正常为辨证要点，也可伴有经期缩短，临床主要从色、质及有无腹痛以辨虚实。一般以色淡、质清、腹无胀痛者为虚；色紫暗有血块，腹痛拒按者为血瘀；色紫暗有血块，腹冷痛，手足不温者为血寒；色淡红、质黏腻如痰者为痰湿。经量逐渐减少者多属虚，突然减少者多属实，临证应结合全身症状详细辨证。

（一）肾气不足证

1.临床表现　经来量少，不日即净，或点滴即止，血色淡暗，质稀，腰酸腿软，头晕耳鸣，小便频数，舌淡苔薄，脉沉细。

2.治疗方法　补肾益精，养血调经。

3.张氏经络收放疗法

（1）收放五脏气血疗法：此是治疗月经过少的第一步。实证以放法为主，虚证以收法为主。本证属虚证，故手法以收补法为主。收法可以补五脏气血，五脏气血充足，则血海充盈，有利于冲任气血调达和月经过少的治疗。

收放心血：收心血使肝血上升，放心血使肺血下降。重握手中指或足中趾为收，放开

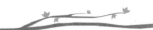

或轻握手中指末节和足中趾末节为放。

收放肝血:收肝血使脾血下降,放肝血使肺血上升。重握手示指或足第二趾为收,放开或轻握手示指或足第二趾为放。

收放脾血:收脾血使筋血调动,放脾血使肝血下降,重按手拇指末节或足大趾末节6秒或6分钟为收,放开或轻握手拇指或足大趾5秒或5分钟为放。

收放肺血:收肺血使脾血上升,放肺血使心血安定。重握手环指末节和足第四趾末节6秒或6分钟为收,放开或轻握手环指或足第四趾5秒或5分钟为放。

收放肾血:收肾血使脾血上升,放肾血使肝血下降。重握手小指末节和足小趾末节6秒或6分钟为收,放开或轻握手小指和足小趾5秒或5分钟为放。

(2)经络收放穴位疗法

【处方】 金穴(膻中),木穴(气海),水穴(曲骨),水穴(命门),水穴(双天枢),木穴(血海),土穴(三阴交),金穴(左太冲),木穴(右太冲),土穴(气海俞),金穴(左归来),木穴(右归来),火穴(中极)。

【方解】 金穴膻中:在前正中线上,平第4肋间隙或两乳头连线与前正中线的交点处,为心包募穴,八会穴之气会,用补法以壮任脉之气,为补气之要穴。

木穴气海:在前正中线上,脐中下1.5寸,属任脉,肓之原穴,可补肾气,气能化精,为治疗肾气不足之要穴。

水穴曲骨:在前正中线上,脐中下5寸耻骨联合上缘中点处。

水穴命门:在后正中线上,第2腰椎棘突下凹陷中。

曲骨、命门,分属任督二脉,用泻法以通任督二脉血气。

水穴天枢:位于脐中旁开2寸,属足阳明胃经,为大肠募穴,可通大肠之腑,肠腑以通为补,故天枢可调肠腑,助胃气。

木穴血海:屈膝,在髌骨内上缘上2寸股四头肌内侧头的隆起处,属足太阴脾经,可滋阴养血活血,主治月经不调。

土穴三阴交:位于内踝尖上3寸,胫骨内侧面后缘,属足太阴脾经,脾为后天之本,气血生化之源,可养血调经止痛。

左金右木穴太冲:在足背第1、2跖骨结合部之前凹陷中,属足厥阴肝经输穴和原穴,可疏肝气,养肝血,调冲任。

土穴气海俞:在第3腰椎棘突下,后正中线旁开1.5寸,属足太阳膀胱经,与足少阴肾相表里,可固太阳之表而助少阴之里。

左金右木穴归来:位于脐中下4寸,前正中线旁开2寸处,属足阳明胃经,为大肠募穴,可调理后天之本,以益气养血通经。

火穴中极:在前正中线上,脐下4寸,属任脉,膀胱募穴,可补肾培元。

全方取任脉与足太阴脾经、足厥阴肝经、足太阳膀胱经、足阳明胃经、奇经八脉腧穴,可调达冲任,养血调经。

【操作】 金穴膻中、左太冲、左归来,火穴中极,性质属金、属火,为收穴,施以补法。

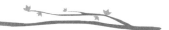

木穴气海、水穴曲骨、水穴双天枢、水穴命门、木穴血海、木穴右太冲、木穴右归来,性质属木、属水,为放穴,施以泻法。

土穴三阴交、气海俞,性质属土,为生长之穴,施以平补平泻法。

(二)营血虚损证

1.临床表现　经来量少,不日即净,或点滴即止,经色淡红,质稀,头晕眼花,心悸失眠,皮肤不润,面色萎黄,舌淡苔薄,脉细无力。

2.治疗方法　补血益气,养阴调经。

3.张氏经络收放疗法

(1)收放五脏气血疗法:参考本病肾气不足证,本证属虚证,故手法以收补法为主。

(2)经络收放穴位疗法:参考本病肾气不足证。

(三)寒凝血瘀证

1.临床表现　经行量少,色暗红,小腹冷痛,得热痛减,畏寒肢冷,面色青白,舌暗苔白,脉沉紧。

2.治疗方法　温经散寒,活血调经。

3.张氏经络收放疗法

(1)收放五脏气血疗法:参考本病肾气不足证,本证属血虚寒凝,故手法以温通法为主。

(2)经络收放穴位疗法:参考本病肾气不足证,同时加强养血散之寒穴位的操作。

(四)血行瘀滞证

1.临床表现　经行涩少,色紫黑有块,小腹刺痛拒按,血块下后痛减,或胸胁胀痛,舌紫暗,或有瘀斑紫点,脉涩有力。

2.治疗方法　活血化瘀,理气调经。

3.张氏经络收放疗法

(1)收放五脏气血疗法:参考本病肾气不足证,本证属瘀血阻滞,故手法以放泻法,活血通络为主。

(2)经络收放穴位疗法:参考本病肾气不足证,同时加强活血调经之穴位的操作。

(五)痰湿阻滞证

1.临床表现　月经量少,色淡红,质黏腻如痰,形体肥胖,胸闷呕恶,带多黏腻,舌胖苔白腻,脉滑。

2.治疗方法　化痰燥湿,调理冲任。

3.张氏经络收放疗法

(1)收放五脏气血疗法:参考本病肾气不足证,本证属痰湿阻滞,故手法以化痰除湿为主。

(2)经络收放穴位疗法:参考本病肾气不足证,临床可加丰隆穴以化痰除湿。

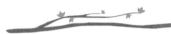

五、闭经

女子年过18周岁,月经尚未来潮,或月经来潮后又中断达3个月以上者称为闭经,古代又称女子不月、月事不来、经水不通、经闭等。前者称原发性闭经,后者称继发性闭经。妊娠期、哺乳期或更年期的月经停闭属于正常生理现象,不作闭经论。有的少女在初潮后2年内偶尔出现月经停闭现象,可不予治疗。本病属难治病,病程较长,治疗时间亦较长。因此,必要时应采用多种方法综合治疗以提高疗效。因先天性生殖器官缺损或后天器质性损伤致月经不来者,药物治疗难以奏效。

闭经辨证重在辨明虚实或虚实夹杂的不同情况。一般来讲,已到正常初潮年龄尚未行经,或月经逐渐稀发而渐至停闭,并伴有其他虚弱症候的,属虚证。虚证多见肝肾不足(肾气虚、肾阳虚、肝肾阴虚)、气血虚弱(脾气虚、血虚)和阴虚血燥之证。如以往月经尚属正常而突然停闭,又伴其他邪实症候的,属实证。实证多见气滞血瘀、寒凝血瘀和痰湿阻滞等证。

(一)气滞血瘀证

1. 临床表现 月经停闭数月,小腹胀痛拒按,精神抑郁,烦躁易怒,胸胁胀满,嗳气叹息,舌紫暗或有瘀点,脉沉弦或涩而有力。

2. 治疗方法 行气活血,祛瘀通络。

3. 张氏经络收放疗法

(1)收放五脏气血疗法:治疗各型闭经的第一步,治疗实证时,手法以放法为主;治疗虚证时,手法以收法为主。

收放心血:收心血使肝血上升,放心血使肺血下降。重握手中指或足中趾为收,放开或轻握手中指末节和足中趾末节为放。

收放肝血:收肝血使脾血下降,放肝血使肺血上升。重握手示指或足第二趾为收,放开或轻握手示指或足第二趾为放。

收放脾血:收脾血使筋血调动,放脾血使肝血下降。重按手拇指末节或足大趾末节6秒或6分钟为收,放开或轻握手拇指或足大趾5秒或5分钟为放。

收放肺血:收肺血使脾血上升,放肺血使心血安定。重握手环指末节和足第四趾末节6秒或6分钟为收,放开或轻握手环指或足第四趾5秒或5分钟为放。

收放肾血:收肾血使脾血上升,放肾血使肝血下降。重握手小指末节和足小趾末节6秒或6分钟为收,放开或轻握手小指和足小趾5秒或5分钟为放。

因本证属实证,收放五脏血气疗法主要以放法为主,放法可以促进五脏气血流通,五脏气血流通畅达,则有利于冲任气血充盈和闭经的治疗。

(2)经络收放穴位疗法

【处方】 金穴(膻中),木穴(气海),水穴(曲骨),火穴(双天枢),火穴(关元),木穴(血海),土穴(三阴交),水穴(水泉),金穴(左归来),木穴(右归来)。

【方解】 金穴膻中:在前正中线上,平第4肋间隙或两乳头连线与前正中线的交点

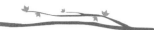

处,属任脉,为心包募穴,八会穴之气会,用补法以壮任脉之气,为补气之要穴。

木穴气海:在前正中线上,脐中下1.5寸处,属任脉,为肓之原穴,用泻法可通任脉而益气归元。

水穴曲骨:在前正中线上,位于脐中下5寸,耻骨联合上缘中点处,属任脉,用泻法以通任脉血气。

火穴天枢:位于脐中旁开2寸,属足阳明胃经,为大肠募穴,可调理后天之本,以益气养血通经。

火穴关元:在前正中线上,脐中下3寸,属任脉,小肠募穴,用泻法以通任脉血气。

木穴血海:屈膝,在髌骨内上缘上2寸,股四头肌内侧头的隆起处,属足太阴脾经,可滋阴养血活血,以滋后天之本。

土穴三阴交:位于内踝尖上3寸,胫骨内侧缘,属足太阴脾经,可滋阴养血活血,以滋后天之本。

水穴水泉:在太溪穴直下1寸,跟骨结节内侧上缘,属足少阴肾经郄穴,主治经闭,可资先天肾气。

左金右木穴归来:位于脐中下4寸,前正中线旁开2寸处,属足阳明胃经为大肠募穴,可调理后天之本,以益气养血通经。

以上诸穴,金、木、水、火、土五行相配,以泻法为主,可通阳气,化瘀血,调冲任,益气活血散寒,理气调经。

【操作】　金穴膻中、金穴左归来、火穴关元、火穴双天枢,性质属金、属火,为收穴,施以补法。

木穴气海、木穴血海、木穴右归来、水穴曲骨、水穴水泉,性质属木、属水,为放穴,施以泻法。

土穴三阴交,性质属土,施以平补平泻法。

(二)寒凝血瘀证

1.临床表现　月经停闭数月,小腹冷痛拒按,得热则痛缓,形寒肢冷,面色青白,舌紫暗、苔白,脉沉紧。

2.治疗方法　温经散寒,活血调经。

3.张氏经络收放疗法

(1)收放五脏气血疗法:参考本病气滞血瘀证,手法以放泻为主。

(2)经络收放穴位疗法:参考本病气滞血瘀证,手法以温经散寒、活血化瘀为主。

(三)痰湿阻滞证

1.临床表现　月经停闭数月,形体肥胖,带下量多,色白质稠,或面浮肢肿,神疲肢倦,头晕目眩,心悸气短,胸脘满闷,舌淡胖、苔白腻,脉滑。

2.治疗方法　豁痰除湿,活血通经。

3.张氏经络收放疗法

(1)收放五脏气血疗法:参考本病气滞血瘀证,手法以放泻为主。

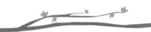

（2）经络收放穴位疗法:参考本病气滞血瘀证,手法以化痰除湿、调理冲任为主。

（四）脾气亏虚证

1.临床表现　月经停闭数月,肢倦神疲,食欲减退,脘腹胀闷,大便溏薄,面色淡黄,舌淡胖、边有齿痕、苔白腻,脉缓弱。

2.治疗方法　健脾益气,养血调经。

3.张氏经络收放疗法

（1）收放五脏气血疗法:因本证属虚证,收放五脏血气疗法以收法为主。收法可以补五脏气血,五脏气血充盈,流通畅达,则有利于冲任气血充盈和闭经的治疗。

（2）经络收放穴位疗法

【处方】　水穴(中脘),火穴(关元),木穴(气海),火穴(中极),木穴(血海),土穴(三阴交),土穴(足三里),火穴(脾俞),土穴(气海俞)。

【方解】　水穴中脘:在前正中线上,脐上4寸,或脐与胸剑联合连线的中点处。

火穴关元:在前正中线上,脐中下3处。

木穴气海:在前正中线上,脐中下1.5寸处。

火穴中极:在前正中线上,脐中下4寸处。

中脘是胃之募穴,又是八会穴之腑会;关元是小肠募穴;气海为肓之原穴;中极为膀胱募穴。以上四穴,均属任脉,可益元气,通六腑,助胃腑,既可促进后天气血生化之源,又可温养先天肾气,故可调胃健脾,养肾益气。

木穴血海:在髌骨内上缘上2寸,股四头肌内侧头的隆起处。

土穴三阴交:位于内踝尖上3寸,胫骨内侧面后缘。

血海和三阴交同属足太阴脾经,可益脾阴,养脾气,调阴血,以滋养冲脉。

土穴足三里:位于犊鼻穴下3寸,胫骨前嵴外一横指处,属足阳明胃经合穴和胃之下合穴,与三阴交相配,为健脾益胃之要穴。

火穴脾俞:位于第11胸椎棘突下,后正中线旁开1.5寸。

土穴气海俞:位于第3腰椎棘突下,后正中线旁开1.5寸。

脾俞和气海俞,同属足太阳膀胱经,是脾和气海之元气输注于背部之所,可健脾补肾,培养元气。

以上诸穴,金、木、水、火、土五行相配,生克制化脾胃同调,脾肾双健,共同起到调脾胃、养元气、益气血、调冲任之效。

【操作】　火穴关元、中极、脾俞,性质属火,为收穴,施以补法。

水穴中脘、木穴气海、木穴血海,性质属水、属木,为放穴,施以泻法。

土穴足三里、三阴交、气海俞,性质属土,施以平补平泻法。

（五）营血虚损证

1.临床表现　　月经停闭数月,头晕眼花,心悸怔忡,少寐多梦,皮肤不润,面色萎黄,舌淡苔少,脉细。

2.治疗方法　补血养血,活血调经。

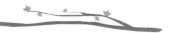

3.张氏经络收放疗法

(1)收放五脏气血疗法:参考本病脾气亏虚证,手法以收补为主。

(2)经络收放穴位疗法:参考本病脾气亏虚证,在脾气亏虚证穴位基础上,加足阳明胃经之左金右木穴归来(脐中下4寸,前正中线旁开2寸)。

(六)肾虚证

1.肾气虚证

(1)临床表现:月经初潮来迟,或月经后期量少渐至闭经,头晕耳鸣,腰酸腿软,小便频数,舌淡红、苔薄白,脉沉细。

(2)治疗方法:补肾益气,养血调经。

(3)张氏经络收放疗法

收放五脏气血疗法:参考本病脾气亏虚证,手法以收补为主。

经络收放穴位疗法如下。

【处方】 火穴(关元),木穴(气海),土穴(足三里),土穴(太溪),土穴(膈俞),水穴(肝俞),火穴(脾俞),土穴(气海俞),水穴(命门),金穴(左肾俞),木穴(右肾俞),火穴(腰眼),火穴(腰俞)。

【方解】 火穴关元:在前正中线上,脐中下3寸处,属任脉,为小肠募穴,既可补肾以滋任脉之气,又可助小肠之腑,促进水谷精气的吸收,具有先天、后天同补之意。

木穴气海:在前正中线上,脐中下1.5寸,属任脉,为肓之原穴,可补肾气,气能化精,为治疗肾气不足之要穴。

土穴足三里:位于犊鼻穴下3寸,胫骨前嵴外一横指处,属足阳明胃经合穴和胃之下合穴,可补脾胃后天之本,以后天脾胃化生之气血,滋养先天肾之精气。

土穴太溪:位于内踝高点与跟腱后缘连线的中点凹陷处,属足少阴肾经输穴和原穴,可激发少阴肾之经气。

土穴膈俞:位于第7胸椎棘突下,后正中线旁开1.5寸,属足太阳膀胱经,八会穴之血会,肝为藏血之脏,肾为先天之本,又肝肾同源,故膈俞可益精血之不足。

水穴肝俞:位于第9胸椎棘突下,后正中线旁开1.5寸,属足太阳膀胱经,肝之背俞穴,可养肝阴,疏肝气。

火穴脾俞:位于第11胸椎棘突下,后正中线旁开1.5寸,属足太阳膀胱经,脾之背俞穴,可补脾以益气血。

土穴气海俞:位于第3腰椎棘突下,后正中线旁开1.5寸,属足太阳膀胱经,与足少阴肾相表里,可固太阳之表而助少阴之里。

水穴命门:在后正中线上,第2腰椎棘突下凹陷中,属督脉,督脉为阳脉之海,总督一身阳气,故命门可温肾阳,化肾精。

左金右木穴肾俞:位于第2腰椎棘突下,后正中线旁开1.5寸,属足太阳膀胱经,肾之背俞穴可通太阳之经而资肾气。

火穴腰眼:在第4腰椎棘突下,后正中线旁开约3.5寸凹陷中,属经外奇穴,腰为肾之

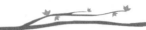

府,既可治月经不调,又可补虚劳之体。

火穴腰俞:正当骶管裂孔处,属督脉,既可治月经不调,又可温督脉之气。

以上诸穴,金、木、水、火、土五行相配,任脉与督脉之穴相配,肝肾经穴与脾胃经穴相配,相互为用,共同起到调补肝肾、补益脾胃、温养冲任之功而调经止痛。

【操作】 火穴关元、火穴脾俞、火穴腰眼、火穴腰俞、金穴左肾俞,性质属金、属火,为收穴,施以补法。

水穴肝俞、水穴命门、木穴气海、木穴右肾俞,性质属水、属木,为放穴,施以泻法。

土穴足三里、太溪、膈俞、气海俞,性质属土,为生长之穴,施以平补平泻法。

2. 肾阳虚证

(1)临床表现:月经初潮来迟,或月经后期量少渐至闭经,头晕耳鸣,腰痛如折,畏寒肢冷,小便清长,夜尿多,大便溏薄,面色晦暗,或目眶暗黑,舌淡苔白,脉沉弱。

(2)治疗方法:温肾助阳,养血调经。

(3)张氏经络收放疗法

收放五脏气血疗法:参考本病脾气亏虚证,手法以收补阳气为主。

经络收放穴位疗法:参考本病肾气虚证。

3. 肾阴虚证

(1)临床表现:月经初潮来迟,或月经后期量少渐至闭经,头晕耳鸣,腰膝酸软或足跟痛,手足心热,甚则潮热盗汗,心烦少寐,颧红唇赤,舌红、苔少或无苔,脉细数。

(2)治疗方法:滋肾益阴,养血调经。

(3)张氏经络收放疗法

收放五脏气血疗法:参考本病脾气亏虚证,手法以收补阴气为主。

经络收放穴位疗法:参考本病肾气虚证。

六、痛经

凡在经期或经行前后,出现周期性小腹疼痛或痛引腰骶,甚至剧痛晕厥者,称为痛经,亦称经行腹痛。本病以青年妇女较为多见。

辨证时,需根据其疼痛发生的时间、部位、性质、喜按或拒按等不同情况,辨其虚实寒热,在气在血。一般痛在经前、经期多属实,痛在经后、经期多属虚;痛胀俱甚,拒按多属实,隐隐作痛,喜揉喜按多属虚;得热痛减多为寒,得热痛甚多为热;痛甚于胀多为血瘀,胀甚于痛多为气滞;痛在两侧少腹病多在肝,痛连腰骶病多在肾。

(一)肾气不足证

1. 临床表现 经期或经后小腹隐隐作痛,喜按,月经量少,色淡质稀,头晕耳鸣,腰膝酸软,小便清长,面色晦暗,舌淡、苔薄,脉沉细。

2. 治疗方法 补肾填精,养血止痛。

3. 张氏经络收放疗法

(1)收放五脏气血疗法:这是治疗各型痛经的第一步,治疗时虚证手法以补为主,实

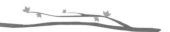

证手法以泻为主。

收放心血：收心血使肝血上升，放心血使肺血下降。重握手中指或足中趾为收，放开或轻握手中指末节和足中趾末节为放。

收放肝血：收肝血使脾血下降，放肝血使肺血上升。重握手示指或足第二趾为收，放开或轻握手示指或足第二趾为放。

收放脾血：收脾血使筋血调动，放脾血使肝血下降。重按手拇指末节或足大趾末节6秒或6分钟为收，放开或轻握手拇指或足大趾5秒或5分钟为放。

收放肺血：收肺血使脾血上升，放肺血使心血安定。重握手环指末节和足第四趾末节6秒或6分钟为收，放开或轻握手环指或足第四趾5秒或5分钟为放。

收放肾血：收肾血使脾血上升，放肾血使肝血下降。重握手小指末节和足小趾末节6秒或6分钟为收，放开或轻握手小指和足小趾5秒或5分钟为放。

收放五脏血气疗法主要以放法为主，放法可以促进五脏气血流通。五脏气血流通畅达，则有利于冲任气血充盈和痛经的治疗。

（2）经络收放穴位疗法

【处方】　火穴（关元），木穴（气海），土穴（足三里），土穴（太溪），土穴（膈俞），水穴（肝俞），火穴（脾俞），土穴（气海俞），水穴（命门），金穴（左肾俞），木穴（右肾俞），火穴（腰眼），火穴（腰俞）。

【方解】　火穴关元：在前正中线上，脐中下3寸，属任脉，为小肠募穴，既可补肾以滋任脉之气，又可助小肠之腑，促进水谷精气的吸收，具有先天、后天同补之意。

木穴气海：在前正中线上，脐中下1.5寸，属任脉，肓之原穴，可补肾气，气能化精，为治疗肾气不足之要穴。

土穴足三里：位于犊鼻穴下3寸，胫骨前嵴外一横指处，属胃经合穴和胃之下合穴，可补益脾胃，以脾胃化生之气血滋养肾之精气。

土穴太溪：位于内踝高点与足跟腱后缘连线的中点凹陷处，属足少阴肾经输穴和原穴，可激发少阴肾之经气。

土穴膈俞：位于第7胸椎棘突下，后正中线旁开1.5寸，属足太阳膀胱经，八会穴之血会，肝为藏血之脏，肾为先天之本，又肝肾同源，故膈俞可益精血之不足。

水穴肝俞：位于第9胸椎棘突下，后正中线旁开1.5寸，属足太阳膀胱经，肝之背俞穴，可养肝阴，疏肝气。

火穴脾俞：位于第11胸椎棘突下，后正中线旁开1.5寸，属足太阳膀胱经，脾之背俞穴，可补脾以益气血。

土穴气海俞：位于第3腰椎棘突下，后正中线旁开1.5寸，属足太阳膀胱经，与足少阴肾相表里，可固太阳之表而助少阴之里。

水穴命门：在后正中线上，第2腰椎棘突下凹陷中，属督脉，督脉为阳脉之海，总督一身阳气，故命门可温肾阳，化肾精。

左金右木穴肾俞：位于第2腰椎棘突下，后正中线旁开1.5寸，属足太阳膀胱经，肾之背俞穴,可通太阳之经而资肾气。

火穴腰眼:在第4腰椎棘突下,后正中线旁开约3.5寸凹陷中,属经外奇穴,腰为肾之府,既可治月经不调,又可补虚劳之体。

火穴腰俞:在正当骶管裂孔处,属督脉,既可治月经不调,又可温督脉之气。

以上诸穴,金、木、水、火、土五行相配,任脉与督脉之穴相配,肝肾经穴与脾胃经穴相配,相互为用,共同起到调补肝肾,补益脾胃,温养冲任之功而调经止痛。

【操作】 火穴关元、火穴脾俞、火穴腰眼、火穴腰俞、金穴左肾俞,性质属金、属火,为收穴,施以补法。

水穴肝俞,水穴命门、木穴气海、木穴右肾俞,性质属水、属木,为放穴,施以泻法。

土穴足三里、太溪、膈俞、气海俞,性质属土,为生长之穴,施以平补平泻法。

(二)气血两虚证

1.临床表现 经期或经后小腹隐痛喜按,月经量少,色淡质稀,神疲乏力,气短懒言,头晕心悸,失眠多梦,面色苍白,舌淡苔薄,脉细弱。

2.治疗方法 补气养血,调经止痛。

3.张氏经络收放疗法

(1)收放五脏气血疗法:参考本病肾气不足证,手法以补为主。

(2)经络收放穴位疗法

【处方】 水穴(中脘),火穴(关元),木穴(气海),土穴(足三里),土穴(太溪),水穴(双天枢),土穴(膈俞),水穴(肝俞),火穴(脾俞),土穴(气海俞)。

【方解】 水穴中脘:在前正中线上,脐上4寸,或脐与胸剑联合连线的中点处,属任脉,为胃之募穴和八会穴之腑会,既调任脉之气,又可调胃腑以资助后天气血生化之源,而补益气血。

火穴关元:在前正中线上,脐中下3寸处,属任脉,小肠募穴,既可壮任脉之气,又可助小肠之腑,促进水谷精气的吸收而益气血。

木穴气海:在前正中线上,脐中下1.5寸,属任脉,肓之原穴,为人身元气汇聚之处,可壮元气。

土穴足三里:位于犊鼻穴下3寸,胫骨前嵴外一横指处,属胃经合穴和胃之下合穴,为补益要穴。

土穴太溪:位于内踝高点与跟腱后缘连线的中点凹陷处,属肾经输穴和原穴,为少阴肾经气所注的元气留止之处,可温养肾气。

水穴天枢:为大肠募穴,位于脐中旁开2寸处,属足阳明胃经,为大肠募穴,可通大肠之腑,肠腑以通为补,故天枢可调肠腑,助胃气。

土穴膈俞:位于第7胸椎棘突下,后正中线旁开1.5寸,属足太阳膀胱经,八会穴之血会,可通太阳经脉,补血活血。

水穴肝俞:在第9胸椎棘突下,后正中线旁开1.5寸,属足太阳膀胱经,肝之背俞穴,可通太阳之经,补肝血,养肝阴。

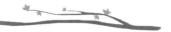

火穴脾俞:在第11胸椎棘突下,后正中线旁开1.5寸,属足太阳膀胱经,脾之背俞穴,可补脾益气养血。

土穴气海俞:在第3腰椎棘突下,后正中线旁开1.5寸,属足太阳膀胱经,通太阳之经,助气海之元气。

全方木、火、土、水穴配合应用,取任脉与太阳膀胱经穴位,可气血同调,从而达到益气养血之功。

【操作】　火穴关元、脾俞,性质属火,为收穴,施以补法。

木穴气海、水穴中脘、水穴双天枢、水穴肝俞,性质属木、属水,为放穴,施以泻法。

土穴足三里、太溪、膈俞、气海俞,性质属土,为生长之穴,施以平补平泻法。

(三)气滞血瘀证

1.临床表现　经前或经期小腹胀痛拒按,胸胁、乳房胀痛,经行不畅,经色紫暗,有血块,块下痛减,舌紫暗或有瘀点,脉弦或弦涩有力。

2.治疗方法　行气活血,祛瘀止痛。

3.张氏经络收放疗法

(1)收放五脏气血疗法:参考本病肾气不足证,手法以泻为主。

(2)经络收放穴位疗法

【处方】　金穴(膻中),木穴(气海),水穴(曲骨),水穴(水分),水穴(命门),水穴(双天枢),土穴(章门),土穴(三阴交),金穴(左太冲),木穴(右太冲),土穴(膈俞),水穴(肝俞)。

【方解】　金穴膻中:在前正中线上,平第4肋间隙或两乳头连线与前正中线的交点处,为心包募穴,八会穴之气会,用补法以壮任脉之气,为补气之要穴。

木穴气海:在前正中线上,脐中下1.5寸,为肓之原穴,用泻法可通任脉而益气归元。

水穴曲骨:在前正中线上,脐中下5寸,当耻骨联合上缘中点处。

水穴水分:在前正中线上,脐中上1寸。

水穴命门:在后正中线上,第2腰椎棘突下凹陷中。

曲骨、水分和命门分属任督二脉,用泻法以通任督二脉血气。

水穴天枢:位于脐中旁开2寸,属足阳明胃经,为大肠募穴,可调理后天之本,以益气养血通经。

土穴章门:位于第11肋游离端下际,属足厥阴肝经,脾之募穴,八会穴之脏会,可调五脏气血,疏理气机。

土穴三阴交:位于内踝尖上3寸,胫骨内侧面后缘,属足太阴脾经,脾为后天之本,气血生化之源,可养血调经止痛。

左金右木穴太冲:位于足背第1、2跖骨结合部之前凹陷中,属肝经输穴、原穴,为足厥阴肝经气所注元气经过和留止的部位,可疏肝气,养肝血,调冲任。

土穴膈俞:位于第7胸椎棘突下,后正中线旁开1.5寸,属足太阳膀胱经,八会穴之血会,可调理全身血气。

水穴肝俞:位于第9胸椎棘突下,后正中线旁开1.5寸,属足太阳膀胱经,肝之背俞穴,可理气机以行气活血。

以上诸穴,金、木、水、土相配,以泻法为主可理气机,养肝血,调冲任,活血理气止痛。

【操作】 金穴膻中、左太冲,性质属金,为收穴,施以补法。

木穴气海、木穴右太冲、水穴曲骨、水穴天枢、水穴水分、水穴命门、水穴肝俞,性质属木、属水,为放穴,施以泻法。

土穴章门、三阴交、膈俞,性质属土,为生长之穴,施以平补平泻法。

(3)冲任二脉推法:治疗期间,向下顺推冲脉和任脉各3遍,手法适中,可调理冲任,活血理气止痛。

(四)寒凝血瘀证

1.临床表现 经前或经期小腹冷痛拒按,得热痛减,经血量少,色暗有块,畏寒肢冷,面色青白,舌暗苔白,脉沉紧。

2.治疗方法 温经散寒,祛瘀止痛。

3.张氏经络收放疗法

(1)收放五脏气血疗法:参考本病肾气不足证,手法以泻为主。

(2)经络收放穴位疗法

【处方】 金穴(膻中),木穴(气海),水穴(曲骨),水穴(水分),水穴(命门),水穴(双天枢),木穴(血海),土穴(太白)。

【方解】 金穴膻中:在前正中线上,平第4肋间隙,或两乳头连线与前正中线的交点处,为心包募穴,八会穴之气会,用补法以壮任脉之气,为补气之要穴。

木穴气海:在前正中线上,脐中下1.5寸,为肓之原穴,用泻法可通任脉而益气归元。

水穴曲骨:在前正中线上,脐中下5寸,耻骨联合上缘中点处。

水穴水分:在前正中线上,脐中上1寸。

水穴命门:在后正中线上,第2腰椎棘突下凹陷中。

曲骨、水分和命门,分属任督二脉,用泻法以通任督二脉血气。

水穴天枢:位于脐中旁开2寸,属足阳明胃经,为大肠募穴,可调理后天之本,以益气养血通经。

木穴血海:屈膝,在髌骨内上缘上2寸,股四头肌内侧头的隆起处,属足太阴脾经,可滋阴养血活血,主治月经不调,痛经。

土穴太白:位于第1跖骨小头后缘赤白肉际凹陷处,属足太阴脾经输穴和原穴,为太阴脾经气所注和脾之元气留行之处,可益气养阴,活血通经。

以上诸穴,金、木、水相配,以泻法为主,可温阳气,除寒湿,养阴血,调冲任,温阳活血散寒,理气调经止痛。

【操作】 金穴膻中,性质属金,为收穴,施以补法。

木穴气海、木穴血海、水穴曲骨、水穴双天枢、水穴水分、水穴命门,性质属木、属水,为放穴,施以泻法。

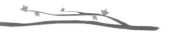

土穴太白,性质属土,为生长之穴,施以平补平泻法。

（3）督脉推法:治疗期间,顺督脉向上推3遍,手法适中,可温通督脉,温阳散寒,除湿,活血,理气止痛。

（五）湿热蕴结证

1.临床表现　经前或经期小腹灼痛,拒按,痛连腰骶,经色紫红,质稠或有血块,平素带下量多,黄稠臭秽,小便黄赤,舌红、苔黄腻,脉滑数或濡数。

2.治疗方法　清热除湿,化瘀止痛。

3.张氏经络收放疗法

（1）收放五脏气血疗法:参考本病肾气不足证,手法以泻为主。

（2）经络收放穴位疗法

【处方】　火穴(中极),水穴(次髎),水穴(地机),土穴(合谷),水穴(阴陵泉)。

【方解】　火穴中极:在前正中线上,脐中下4寸,属任脉,膀胱募穴,可调理冲任二脉之气,又可清热利湿。

水穴次髎:在第2骶后孔中,约当髂后上棘下与后正中线之间,属足太阳膀胱经,为治疗痛经的有效穴位,可利湿清热。

水穴地机:在内踝尖与阴陵泉穴的连线上,阴陵泉穴下3寸,属足太阴脾经郄穴,主治痛经。

土穴合谷:在手背第1、2掌骨之间,约平第2掌骨中点处,属手阳明大肠经原穴,可清利大肠湿热。

水穴阴陵泉:位于胫骨内侧髁下方凹陷处,属脾经合穴,可清脾经湿热。

以上诸穴,火、水、土相配,可清热利湿,调理冲任而止痛。

【操作】　火穴中极,性质属火,为收穴,施以补法。

水穴次髎、地机、阴陵泉,性质属水,为放穴,施以泻法。

土穴合谷,性质属土,为生长之穴,施以平补平泻法。

第三节　经络肢体疾病

一、三叉神经痛

三叉神经痛是发生在面部三叉神经分布区内,反复发作的阵发性短暂性剧烈疼痛。临床上以第2支和第3支三叉神经发病较多,是神经内科常见疾病之一。可分为原发性和继发性两种。中医将其归属于头痛、头风、面痛等病的范畴。多发生于中老年人,大多于40岁以上起病,女性较多。

在患者头面部三叉神经分布区域内,突发短暂的电击样、刀割样、烧灼样或撕裂样剧

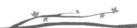

烈性疼痛,每次数秒或数分钟,骤发骤停,疼痛多为单侧性,局限于一侧三叉神经或两个分支分布区,极少三支同时累及或双侧发病。疼痛以面颊、上下颌及舌部最明显,对触觉及面部运动极为敏感。

张氏经络收放疗法如下。

【处方】 土穴(合谷),木穴(迎香),水穴(四白),火穴(地仓),木穴(下关),水穴(翳风),火穴(鱼腰),金穴(左太阳),木穴(右太阳)。

【方解】 土穴合谷:在手背第1、2掌骨之间,第2掌骨桡侧的中点处,属手阳明大肠经,为手阳明大肠经原穴,主治面口疾病,可疏通手阳明大肠经络。

木穴迎香:在鼻翼外缘中点旁开约0.5寸鼻唇沟中,属手阳明大肠经,可治疗面部疾病,与合谷相配,加强疏通手阳明大肠经。

水穴四白:目正视,瞳孔直下,眶下孔凹陷处,属足阳明胃经,主治口眼㖞斜、三叉神经痛、面肌痉挛等。

火穴地仓:位于口角旁约0.4寸处,属足阳明胃经,主治口角㖞斜和三叉神经痛。

木穴下关:在耳屏前,下颌骨髁状突前方,颧弓与下颌切迹所形成的凹陷中,合口有孔,张口即闭,宜闭口取穴,属足阳明胃经,主治牙关不利、三叉神经痛、齿痛和口眼㖞斜等。

水穴翳风:位于乳突前下方与耳垂之间的凹陷中,属手少阳三焦经,主治口眼㖞斜等面部疾病。

火穴鱼腰:在额部瞳孔直上,眉毛中,为经外奇穴,可治疗面部疾病。

左金右木穴太阳:位于眉梢与目外眦之间,向后约一横指的凹陷处,属经外奇穴,主治面瘫,可疏通面部经络。

以上诸穴,为手、足阳明经络,手少阳三焦经脉,经外奇穴。手少阳三焦经主相火,手、足阳明经络属大肠与胃,病变以实热为主,故诸穴配合,可泻阳明与少阳邪火而通经络,临床用之,可使面部疼痛得愈。

【操作】 金穴左太阳穴、火穴鱼腰、火穴地仓,性质属金、属火,为收穴,施以补法。

木穴右太阳穴、木穴迎香、水穴四白、木穴下关、水穴翳风,性质属木、属水,为放穴,施以泻法。

土穴合谷,性质属土,为生长之穴,施以平补平泻法。

二、颈椎病

颈椎病,又称颈肩综合征,是以颈部麻木不仁或肩臂麻木疼痛,严重者出现眩晕、瘫痪为主要临床表现的病证。临床以肩臂麻木疼痛占大多数,故又称颈臂综合征。本病属于中医学"痹证""骨痹""骨痛"等疾病的范畴。

颈椎病的临床分型较多,目前较通行的分型有痹证型、五官型、颈椎型、眩晕昏厥型。

(一)痹证型颈椎病

1.临床表现 痹证型颈椎病以一侧肩臂疼痛、麻木或肌肉萎缩多见,或有两臂麻痛感。

2.治疗方法 通经活血,活络止痛。

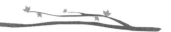

3.张氏经络收放疗法

【处方】　土穴(合谷),土穴(曲池),木穴(手三里),木穴(肩髃),木穴(后溪),土穴(肩井),金穴(左风池),木穴(右风池)。

【方解】　土穴合谷:在手背第1、2掌骨之间,约平第2掌骨中点处。

土穴曲池:位于屈肘呈直角时,肘横纹外端与肱骨外上髁连线的中点。

木穴手三里:在曲池穴下2寸处。

木穴肩髃:位于肩平举时,肩部出现两个凹陷之前方的凹陷中。

以上四穴属手阳明大肠经穴,阳明为多气多血之经,可疏通手阳明大肠经脉之气血。

木穴后溪:握拳时,在第5指掌关节后尺侧,横纹头赤白肉际处,为手太阳小肠经穴,用泻法可通经脉,利血气。

土穴肩井:位于大椎、肩峰连线的中点,为足少阳胆经穴,可治疗头项强痛、肩背疼痛等病。

左金右木穴风池:位于胸锁乳突肌与斜方肌之间凹陷中,平风府穴处,为足少阳胆经穴,可治颈项强痛等颈部疾病。

【操作】　土穴合谷、曲池、肩井为生长之穴,施以平补平泻法。

木穴手三里、木穴后溪、木穴肩髃、木穴右风池为放穴,施以泻法。

金穴左风池为收穴,施以补法。

(二)五官型颈椎病

1.临床表现　五官型颈椎病临床症状多不典型,或眼睑无力,眼胀痛,易流泪;或耳鸣,听力下降,或感咽部不适,有异物感,易恶心;或皮肤多汗或少汗,血压不稳,忽高忽低,心跳加速等。

2.治疗方法　扶正祛邪,益气养血。

3.张氏经络收放疗法

【处方】　金穴(左太冲),木穴(右太冲),土穴(百会),土穴(曲池),金穴(左四神聪),木穴(右四神聪),火穴(前四神聪),水穴(后四神聪),金穴(左风池),木穴(右风池),水穴(大椎),水穴(肝俞),木穴(肩髃)。

【方解】　左金右木穴太冲:位于足背第1、2跖骨结合部之前的凹陷中,为足厥阴肝经穴,又为肝经原穴,是肝之元气经过和留止的部位,肝藏血主筋,可主治肝之气血不足,治肌肉筋骨麻木、疼痛之症,取平补平泻,可振奋肝之元气,补益肝血,疏经活络,气血双调。

土穴百会:位于头顶正中,为督脉之穴,督脉总督一身阳气,主治眩晕、头痛、耳鸣等症,取平补平泻,可温养阳气,阳气充盛,则气血流通畅达。

土穴曲池:位于屈肘呈直角时,肘横纹外端与肱骨外上髁连线的中点,为大肠经穴,取平补平泻,可治上肢麻木、疼痛等症。

以上二穴为土穴,土主生长,故宜平补平泻,以生土气。

水穴后四神聪(四神聪位于百会前、后、左、右各1寸处):属经外奇穴,可健脑调神,清利头目,主治失眠、健忘、头痛、眩晕等症。

水穴大椎:位于第 7 颈椎棘突下,属督脉,可通阳泄热,解表疏风,安神健脑,故泻之以温通督脉阳气,疏风活血通络,主治头项强痛。

水穴肝俞:位于第 9 胸椎棘突下,后正中线旁开 1.5 寸处,属足太阳膀胱经,是肝之经气输注于背部的腧穴,又肝藏血主筋,太阳膀胱经走表,统摄营卫二气,故泻之以通经活络,疏通气血。

以上三穴为水穴,水主放,故用泻法以泻其邪气,通经活络。

木穴右风池:位于胸锁乳突肌与斜方肌之间凹陷中,平风府穴处,属胆经穴,可疏风通络,主治颈项麻木、疼痛。

木穴肩髃:位于肩平举时,肩部出现两个凹陷之前方的凹陷中,属大肠经穴,可疏通手阳明经脉,主治肩臂麻木、疼痛。

木穴右四神聪:属经外奇穴,又头为诸阳之会,故可疏通阳经之气血。

以上三穴性质属木,故泻之以通少阳、阳明之经气,并可上疏头风,以通诸阳经之气血。

金穴左风池、金穴左四神聪和火穴前四神聪:为经外奇穴,性质属金、属火,故收之以补诸阳之气血,而少阳又为少火,故金穴左风池又助少火生阳气。

以上诸穴相配,金、木、水、火、土五行穴俱全,收放有序,补泻有度,从而达扶正祛邪、益气养血活血之功。

若伴眩晕、头痛、恶心者,加土穴印堂、土穴风府、水穴外关、火穴内关。土穴印堂,位于两眉头连线的中点,为经外奇穴,主治头痛、眩晕偏于前额者。土穴风府,位于后发际正中直上 1 寸处,为督脉经穴,亦可治疗头痛、眩晕偏于头项者。水穴外关,位于腕背横纹上 2 寸,桡骨与尺骨之间,为手少阳三焦经络穴,又是八脉交会穴之一,通阳维脉,泻之以通少阳之经气。火穴内关,位于腕横纹上 2 寸,掌长肌腱与桡侧腕屈肌腱之间,为手厥阴心包经络穴,又是八脉交会穴之一,通阴维脉,补之以助手厥阴之阳气。

【操作】 土穴百会、曲池、印堂、风府,性质属土,土主生长,故操作宜平补平泻,以生土气。

水穴大椎、肝俞、后四神聪、外关,性质属水,水主放,故操作宜用泻法以泻其邪气,通经活络。

木穴右太冲、肩髃、右风池、右四神聪,性质属木,故操作宜用泻法,以通经气。

金穴左太冲、金穴左风池、金穴左四神聪、火穴前四神聪、火穴内关,性质属金、属火,金与火主收,故操作宜用补法,以养诸阳之气血。

(三)混合型颈椎病

包括落枕型颈椎病、痹证型颈椎病、眩晕型颈椎病。

1.临床表现

1)落枕型颈椎病:发作时,颈项部疼痛,有时延及上背部,不能俯仰旋转,并且反复发作。

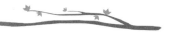

2）痹证型颈椎病：临床表现见前文。

3）眩晕型颈椎病：常见临床表现有头目眩晕，尤其以体位性眩晕为特点，可伴头痛、性情急躁易怒、复视、眼震等表现。

2．治疗方法　调补肝肾，强筋壮骨。

3．张氏经络收放疗法

【处方】　土穴（合谷），木穴（肩髎），木穴（肩髃），土穴（曲池），金穴（左太阳），木穴（右太阳），土穴（百会），木穴（右风池），金穴（左风池），水穴（左天柱），火穴（右天柱），金穴（左太冲），木穴（右太冲）。

【方解】　土穴合谷：在手背第1、2掌骨之间，约平第2掌骨中点处。

土穴曲池：位于屈肘呈直角时，肘横纹外端与肱骨外上髁连线的中点。

以上两穴为大肠经穴，可主治上肢麻木、疼痛等症。

土穴百会：位于头顶正中，属督脉，居头顶，可升提阳气。

以上三穴性质属土，主生长，故宜平补平泻。

左金右木穴太冲：位于足背第1、2跖骨结合部之前的凹陷中，属肝经，为原穴，又为厥阴所注为"输"，厥阴肝主筋，可治筋骨疾病。

金穴左风池：位于胸锁乳突肌与斜方肌之间凹陷中，平风府穴处，为胆经穴，可疏风通络。

火穴肩髎：位于肩峰后下方，上臂外展时在肩髃穴后约1寸的凹陷中，为三焦经穴，主治肩臂麻木。

金穴左太阳：位于眉梢与目外眦之间向后约1寸的凹陷中，为经外奇穴，本穴阳气多，可温养阳气。

火穴右天柱：位于后发际正中直上0.5寸，旁开1.3寸斜方肌外缘凹陷中，为膀胱经穴，治肩背麻木。

以上四穴性质属火属金，因金收为补，火收为补，故宜施行补法。

木穴肩髃：位于肩平举时，肩部出现两个凹陷之前方的凹陷中。

木穴肩髃、木穴右太阳、木穴右风池、水穴左天柱四穴，属水属木，因木放为泻，水放为泻，故宜施行泻法。

以上诸穴，厥阴经穴与少阳经穴相配，可调理肝胆气机，运行经脉气血；阳明大肠经穴与太阳膀胱经穴相配，可通太阳与阳明经气，更配经外奇穴太阳，使三阳阳气充盛，气血通畅则麻木疼痛诸症可解。全方金、木、水、火、土五行穴俱全，相互资生，又相互制化，共同调补肝肾，强筋壮骨，以达到治愈颈椎疾病的目的。

【操作】　土穴合谷、曲池、百会，用平补平泻。

火穴肩髎、火穴右天柱、金穴左太冲、金穴左太阳、金穴左风池，用补法。

木穴肩髃、水穴左天柱、木穴右太冲、木穴右太阳、木穴右风池，用泻法。

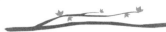

三、肩关节疾病

肩关节病多属中医学"痹证"和"伤筋"的范畴,又称"肩痹""漏肩风""肩凝""五十肩"等,临床以肩周围麻木、酸痛、重着以及屈伸不利、不能旋转为主要表现。根据发病原因和症状先后的表现及年龄特征,肩关节病的病因分为外因和内因两方面。

肩关节病的外因包括外力和六淫邪气。外力主要有直接外力和间接外力,直接外力所造成的肩关节周围疾病多发生在外力直接作用的局部,肩关节周围筋肉常被挤压碾挫,损伤严重者,可致断裂,短时间内局部出现肿胀、青紫等症状。间接外力多发生在外力直接作用以外的部位,常为大筋、柔筋,即肌肉、肌腱、关节囊等的撕裂伤,疼痛、肿胀、出血、瘀血、瘀斑等症状的出现一般较迟缓。另外,积累性外力所致的肩关节周围疾病常与职业有关,多是由反复发生或持久作用的微小力量渐积而成,可造成筋的慢性损伤,出现疼痛、筋挛、僵硬或筋结、条索等明显的临床症状,有些患者虽无明显的临床症状,但筋却有病理改变,当轻度劳累或感受风寒湿等邪气时便会产生疼痛。

从六淫邪气所致的病证来看,与肩关节周围疾病关系最密切的是风、寒、湿三邪。此三邪既是某些肩关节周围疾病的直接诱因,又是发病后出现并发症的病因,即《素问·痹论》所述"风寒湿三气杂至,合而为痹也"。其中以风邪为主者,常可出现上肢的游走性疼痛、抽搐、拘挛、颈项强直等表现;以寒邪为主者,常可出现上肢肩关节周围的固定性疼痛、肢体拘挛、筋脉收引、怕冷、四肢发凉等表现;若以湿邪为主者,则易见局部困重,固定性的局部酸重感或肿胀,病程缠绵难愈。

(一)肩部挫伤

肩部挫伤,又称肩部伤筋,是打击或碰撞等原因使人体肩部受伤而引起的肩关节周围疾病之一。伤到关节者称为肩髃伤筋。

1.临床表现　临床表现轻重不一,轻者出血易于消散吸收而痊愈;重者病变部位较深,并有组织纤维的断裂,局部瘀血红肿,皮下青紫斑块,肿胀疼痛并伴有压痛,关节功能活动受限,但多为暂时性功能受限。亦有少数临床症状较重的病例,可导致组织的部分纤维断裂或并发小的撕脱性骨折,症状往往迁延数日甚至数周。

2.治疗方法　益气活血,通经止痛。

3.张氏经络收放疗法

【处方】　火穴(天宗),木穴(肩髃),火穴(肩髎),金穴(肩贞),土穴(肩井)。

【方解】　火穴天宗:位于举臂时,肩胛冈下窝的中央,可治肩胛疼痛。

金穴肩贞:位于腋后皱襞直上,肩胛骨下缘凹陷中,主治肩臂疼痛。

以上二穴同属手太阳小肠经穴,手太阳小肠经脉出肩胛,绕肩胛,交肩上,故手太阳小肠经脉为治疗肩关节周围疾病的重要经脉之一。两穴均可治疗肩部局部疾病,施以补法,以补手太阳小肠经气,经气盛则经脉通,气血调和,流通如常,则疾病自解。

木穴肩髃:位于肩平举时,肩部出现两个凹陷之前方的凹陷中,属手阳明大肠经穴,主治上肢疼痛拘挛,用于肩部挫伤,以促进手阳明大肠经气旺盛,使气旺血行,经脉自

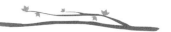

通,肩关节疼痛自解。

火穴肩髎:位于肩峰后下方,上臂外展时在肩髃穴后约1寸的凹陷中,为手少阳三焦经穴,手少阳三焦经脉循臑外上肩,手少阳经气不通则亦可出现肩部疾病,主治肩臂疼痛、拘挛不遂,用补法使手少阳三焦经气充盛,气旺则血行,故可治疗气虚瘀血阻于经脉之证。

土穴肩井:位于大椎、肩峰连线的中点,为足少阳胆经穴,可治肩背疼痛、上肢不遂。

全方金、木、火、土四行穴位相互配合,生克制化,共取益气活血、通经和络止痛之功。

【操作】　土穴肩井:性质属土,故宜助其生长而用平补平泻之法。

木穴肩髃:性质属木,故宜放其经气而用泻法,以祛瘀通经。

火穴天宗、火穴肩髎、金穴肩贞,性质属火、属金,故宜收而用补法,以益气通经。

(二)冈上肌腱炎

冈上肌腱炎,又称肩扭伤,属中医学"伤筋""筋痹"范畴。冈上肌在肩部属于肩袖的组成部分,冈上肌、冈下肌、小圆肌和肩胛下肌都起于肩胛骨,止于肱骨大结节和解剖颈,由于上述四肌腱彼此相连,形如袖套,故称肩袖。肩袖形如马蹄,有悬吊肱骨之作用,冈上肌还有协助三角肌外展的功能。冈上肌腱向上与肩峰下滑囊相连,向下与肩关节囊紧密相连。因此,当病变时,往往可以互相波及。因冈下肌收缩使肩外旋,肩胛下肌收缩使肩内旋,一旦冈上肌腱受伤,则给肩部的外展功能带来不同程度的影响,严重者导致肩部不能抬举。

1.临床表现　冈上肌腱炎一般起病缓慢,症状多不明显,但当每次肩外展动作时,由于冈上肌腱都要通过肩峰与肱骨头所构成的狭小间隙,所以容易受到挤压而损伤。疼痛局限在肩部外侧,有时可下传至臂及手部,上至斜方肌,遇寒湿邪气,则易侵入肌腠,流注经筋,使症状加重,造成主动外展功能受阻,或因疼痛而受到限制。体征有肱骨大结节或三角肌附着点压痛,外展运动中间范围在60°～100°时疼痛明显,超过120°再外展则"疼痛弧"消失,这是由于冈上肌腱外旋离开了与肩峰摩擦的关系;放下时上述症状特点重新出现。

2.治疗方法　调和气血,通络止痛。

3.张氏经络收放疗法

【处方】　土穴(合谷),水穴(肘髎),火穴(天宗),木穴(肩髃),火穴(肩髎),金穴(肩贞),土穴(肩井)。

【方解】　土穴合谷:在手背第1、2掌骨之间,约平第2掌骨中点处,为手阳明大肠经原穴,在此主要通大肠经脉之气以治肩痛。

水穴肘髎:在屈肘时,曲池穴外上方1寸,在肱骨边缘,可治肘臂酸痛、麻木、挛急。

木穴肩髃:位于肩平举时,肩部出现两个凹陷之前方的凹陷中,为手阳明经与阳脉的交会穴,可治肩臂挛痛不遂。

以上三穴同属手阳明大肠经穴,手阳明大肠经上肩,主治上肢疼痛拘挛。同一经脉之穴,五行属性又各不相同,木、土、水之穴共存,施以水放、木放、土生长之法,共同促进

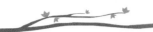

手阳明大肠经气旺盛,使气旺血行,经脉自通。

火穴天宗:位于举臂时,肩胛冈下窝的中央,可治肩胛疼痛。

金穴肩贞:位于腋后皱襞直上,肩胛骨下缘凹陷中,治肩臂疼痛。

以上二穴同属手太阳小肠经穴,并且金穴肩贞是手足太阳、阳维脉与阳跷脉的交会穴。手太阳小肠经脉出肩解,绕肩胛,交肩上,为治疗肩关节周围疾病的重要经脉之一。两穴均可治疗肩部局部疾病,施以补法,以补手太阳小肠经气,经气盛则经脉通,气血调和,则疾病自解。

火穴肩髎:位于肩峰后下方,上臂外展时在肩髃穴后约1寸的凹陷中,为手少阳三焦经穴,手少阳三焦经脉循臑外上肩,手少阳经气不通,则亦可出现肩部疾病,主治肩臂疼痛、拘挛不遂,用补法使手少阳三焦经气充盛,气旺则血行,故可治疗气虚瘀血阻于经脉之证。

土穴肩井:位于大椎、肩峰连线的中点,为足少阳胆经穴,可治肩背疼痛、上肢不遂。

全方金、木、水、火、土五行穴位相互配合,生克制化,共取补益阳明、益气活血、通经和络止痛之功。

【操作】 土穴合谷、肩井,两穴性质属土,故宜助其生长而用平补平泻法。

水穴肘髎、木穴肩髃,性质属水、属木,故宜放其经气而用泻法,以祛瘀通经。

火穴天宗、火穴肩髎、金穴肩贞,性质属火、属金,故宜收而用补法,以益气通经。

(三)肱二头肌长头肌腱炎

肱二头肌长头肌腱炎,属中医学"肩痹"范畴。在解剖学上,肱二头肌长头起于肩胛盂上及后唇粗隆,出关节囊,经过肱骨结节间沟肱二头肌长头肌腱鞘;短头起于喙突,止于前臂桡骨的肱二头肌结节粗隆,其腱鞘在肱骨结节间沟沿肱二头肌长头腱伸展,止于肱骨外科颈平面。造影时可见腱鞘呈韭叶状,末端呈滴泪状,并与关节囊相通,平均宽度约为0.9 cm。该病多发于中年人,有时可与肩关节周围炎同时存在。

1.临床表现 肱二头肌腱鞘炎也常为本病的原因之一,某些年龄较大的患者,常与其他肩部疾病并存,如肱二头肌长头肌腱炎多与肩关节周围炎同时存在。急性期主要表现为三角肌保护性痉挛,局部肿胀、疼痛及压痛,活动时加重,休息后减轻。检查时,压痛在肩前外侧;屈肘时,抗阻力痛为阳性;肱二头肌收缩时,触摸局部可有捻发音感;当合并肩关节周围炎时,可见关节僵硬及肌肉萎缩。

2.治疗方法 阴阳共调,活血止痛。

3.张氏经络收放疗法

【处方】 土穴(合谷),水穴(肘髎),火穴(手五里),火穴(天宗),木穴(肩髃),火穴(肩髎),金穴(肩贞),木穴(天泉),土穴(肩井)。

【方解】 土穴合谷:在手背第1、2掌骨之间,约平第2掌骨中点处,为手阳明大肠经原穴,在此主要通大肠经脉之气以治肩痛。

水穴肘髎:在屈肘时,曲池穴外上方1寸,肱骨边缘,可治肘臂酸痛、麻木、挛急。

火穴手五里:在曲池穴与肩髃穴连线上,曲池穴上3寸处,可治肘臂挛痛。

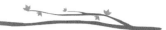

木穴肩髃:位于肩平举时,肩部出现两个凹陷之前方的凹陷中,为手阳明经与阳跷脉的交会穴,可治肩臂挛痛不遂。

以上四穴同属手阳明大肠经穴,手阳明大肠经上肩,主治上肢疼痛拘挛。同一经脉之穴,五行属性又各不相同,木、火、土、水之穴共存,施以火收、水放、木放、土生长之法,共同促进手阳明大肠经经气旺盛,使气旺血行,则疼痛自解。

火穴天宗:在举臂时,肩胛冈下窝的中央,可治肩胛疼痛。

金穴肩贞:位于腋后皱襞直上,肩胛骨下缘凹陷中,是手足太阳、阳维脉与阳跷脉的交会穴,主治肩臂疼痛。

以上二穴同属手太阳小肠经穴,手太阳小肠经脉出肩解,绕肩胛,交肩上,故手太阳小肠经脉为治疗肩关节周围疾病的重要经脉之一。两穴均可治疗肩部局部疾病,施以补法,以补手太阳小肠经气,经气盛则经脉通,则疾病自解。

火穴肩髎:位于肩峰后下方,上臂外展时在肩髃穴后约1寸的凹陷中,为手少阳三焦经穴,手少阳三焦经脉循臑外,上肩,手少阳经气不通,则亦可出现肩部疾病,主治肩臂疼痛、拘挛不遂,用补法使手少阳三焦经气充盛,气旺则血行,故可治疗气虚,瘀血阻于经脉之证。

木穴天泉:位于上臂掌侧,腋前皱襞下端水平线2寸,肱二头肌长短头之间,属手厥阴心包经穴,可舒筋活络,主治臂痛。

土穴肩井:位于大椎、肩峰连线的中点,为足少阳胆经穴,可治肩背疼痛、上肢不遂。

全方金、木、水、火、土五行穴位相互配合,生克制化,手三阳与足少阳经合治,共取补益阳明、益气活血作用,具有阴阳共调、通经和络止痛之功。

【操作】　土穴合谷、肩井,性质属土,故宜助其生长而用平补平泻法。

水穴肘髎、木穴肩髃、木穴天泉,性质属水、属木,故宜放其经气而用泻法,以祛瘀通经。

火穴手五里、火穴天宗、火穴肩髎、金穴肩贞,性质属火、属金,故宜收而用补法,以益气通经。

(四)肱二头肌肌腱炎

肱二头肌肌腱炎,属中医学"伤筋""伤痹"范畴。临床上,大多数肱二头肌肌腱炎常和肌腱断裂同时存在。肌腱断裂可因一次剧烈的肌肉收缩,或在劳损的基础上由轻微的外力而诱发。肌腱断裂属中医学"筋断""筋绝"范畴,病情较重。肱二头肌肌腱炎合并肌腱断裂,可视为同一疾病的两个不同阶段,具有前因后果的关系,二者的病位都在肱二头肌肌腱结节间沟处,而断裂还可以发生在肌腹与肌腱连接处。

1.临床表现　本病起病缓慢,临床上一般先有轻度疼痛和活动僵滞的感觉。在较长时间范围内,属于生理过程中反复多次的一过性组织受损。当病变达到一定程度后,可出现损伤。这时多表现为急性发病,在肩的内前侧部,由一般不适转变为剧烈疼痛,有时可以听到组织撕裂的声音,随之出现肘部屈曲无力,继而肩部肿胀,出现皮下瘀斑等临床症状。

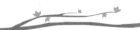

2.治疗方法　益气活血,通络止痛。

3.张氏经络收放疗法

【处方】　土穴(合谷),水穴(肘髎),火穴(手五里),火穴(天宗),木穴(肩髃),火穴(肩髎),金穴(肩贞),木穴(天泉),土穴(肩井)。

【方解】　土穴合谷:在手背第1、2掌骨之间,约平第2掌骨中点处,为手阳明大肠经原穴,本穴主治病证较多,在此主要通大肠经之气以治肩痛。

水穴肘髎:位于屈肘时,曲池穴外上方1寸,肱骨边缘,为手阳明大肠经穴,可治肘臂酸痛、麻木、挛急。

火穴手五里:在曲池穴与肩髃穴连线上,曲池穴上3寸处,为手阳明大肠经穴,可治肘臂挛痛。

木穴肩髃:位于肩平举时,肩部出现两个凹陷之前方的凹陷中,属手阳明大肠经穴,为手阳明经与阳跷脉的交会穴,可治肩臂挛痛不遂。

以上四穴同属手阳明大肠经穴,手阳明大肠经上肩,主治上肢疼痛拘挛。同一经脉之穴,五行属性又各不相同,木、火、土、水之穴共存,施以火收、水放、木放、土生长之法,共同促进手阳明大肠经经气旺盛,使气旺血行,则疼痛自解。

火穴天宗:在举臂时,肩胛冈下窝的中央为手太阳小肠经穴,可治肩胛疼痛。

金穴肩贞:位于腋后皱襞直上,肩胛骨下缘凹陷中,为手太阳小肠经穴,并且是手足太阳、阳维脉与阳跷脉的交会穴,主治肩臂疼痛。

以上二穴同属手太阳小肠经穴,手太阳小肠经脉出肩解,绕肩胛,交肩上,故手太阳小肠经脉为治疗肩关节周围疾病的重要经脉之一,可治疗肩部局部疾病,施以补法,以补手太阳小肠经气,经气盛则经脉通,则疾病自解。

火穴肩髎:位于肩峰后下方,上臂外展时在肩髃穴后约1寸的凹陷中,为手少阳三焦经穴,手少阳三焦经脉循臑外上肩,手少阳经气不通,则亦可出现肩部疾病,主治肩臂疼痛拘挛不遂,用补法使手少阳三焦经经气充盛,气旺则血行,故可治疗气虚瘀血阻于经脉之证。

木穴天泉:位于上臂掌侧,腋前皱襞下端水平线2寸,肱二头肌长短头之间,属手厥阴心包经穴,可舒筋活络,主治臂痛。

土穴肩井:位于大椎、肩峰连线的中点,为足少阳胆经穴,可治肩背疼痛、上肢不遂。

全方金、木、水、火、土五行穴位相互配合,生克制化,手三阳与足少阳经合治,共取补益阳明,益气活血,具有阴阳共调、通经和络止痛之功。

【操作】　土穴合谷、肩井,性质属土,故宜助其生长而用平补平泻法。

水穴肘髎、木穴肩髃、木穴天泉,性质属水、属木,故宜放其经气而用泻法,以祛瘀通经。

火穴手五里、火穴天宗、火穴肩髎、金穴肩贞,性质属火、属金,故宜收而用补法,以益气通经。

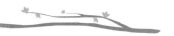

（五）肩峰下滑囊炎

肩峰下滑囊炎,是肩峰下结构发生炎症所引起的病变。在生理上,肩峰下滑囊属于关节活动的一种缓冲组织,囊的外壁光滑,内壁被盖滑膜,同时附属于肩关节中的功能性关节结构,能起到解剖关节相似的作用。当肩峰下滑囊发生病变时,则首先与其关联的冈上肌常同时出现病变,其次同时出现肩关节功能紊乱。

1.临床表现 肩峰下滑囊炎发病后,肩外侧部位由不适发展为疼痛,临床上肿胀明显,在三角肌前缘有时会鼓出囊性肿块,肩部轮廓扩大。活动性疼痛主要在三角肌收缩和上肢外展时明显并且加剧,而肩峰下压痛为本病的重要临床体征,合并冈上肌腱炎时可出现外展中间疼痛弧征。

2.治疗方法 益气活血,通经活络。

3.张氏经络收放疗法

【处方】 火穴(天宗),木穴(肩髃),火穴(肩髎),金穴(肩贞),土穴(肩井)。

【方解】 火穴天宗:在举臂时,肩胛冈下窝的中央,为手太阳小肠经穴,可治肩胛疼痛。

金穴肩贞:位于腋后皱襞直上,肩胛骨下缘凹陷中,为手太阳小肠经穴,并且是手足太阳、阳维脉与阳跷脉的交会穴,主治肩臂疼痛。

以上二穴同属手太阳小肠经穴,手太阳小肠经脉出肩解,绕肩胛,交肩上,故手太阳小肠经脉为治疗肩关节周围疾病的重要经脉之一,可治疗肩部局部疾病,施以补法,以补手太阳小肠经气,经气盛则经脉通,气血调和,流通如常,则疾病自解。

木穴肩髃:位于肩平举时,肩部出现两个凹陷之前方的凹陷中,属手阳明大肠经穴,主治上肢疼痛拘挛,用于肩部挫伤,以促进手阳明大肠经经气旺盛,使气旺血行,经脉自通,肩关节疼痛自解。

火穴肩髎:位于肩峰后下方,上臂外展时,在肩髃穴后约1寸的凹陷中,为手少阳三焦经穴,手少阳三焦经脉循臑外上肩,手少阳经气不通则亦可出现肩部疾病,主治肩臂疼痛、拘挛不遂,用补法使手少阳三焦经经气充盛,气旺则血行,故可治疗气虚瘀血阻于经脉之证。

土穴肩井:位于大椎、肩峰连线的中点,为足少阳胆经穴,可治肩背疼痛、上肢不遂。

全方金、木、火、土四行穴位相互配合,生克制化,共取益气活血、通经和络止痛之功。

【操作】 土穴肩井,性质属土,故宜助其生长而用平补平泻之法。

木穴肩髃,性质属木,故宜放其经气而用泻法,以祛瘀通经。

火穴天宗、火穴肩髎、金穴肩贞,性质属火、属金,故宜收而用补法,以益气通经。

（六）肩关节周围炎

肩关节周围炎为肩关节周围软组织退行性及炎症性病变,属中医学"漏肩风""肩痹""肩凝""僵硬肩""五十肩"范畴。一般认为肩部受凉、过度劳累、慢性劳损与本病的形成有密切关系,常见于中年以后,女性发病略多于男性。

1.临床表现 本病早期即出现单侧肩部酸痛,但偶尔也见两侧肩部同时受累发病

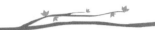

者。疼痛可向颈部和上臂放散,或呈弥漫性疼痛。静止痛为本病的最重要临床特征,表现为日轻夜重,晚间往往可以痛醒,早晨起床肩关节稍微活动后,疼痛可以减轻。由于疼痛的原因,肩关节外展和内旋等活动明显受限,局部按压出现广泛性压痛。后期由于病变组织产生粘连,肩关节功能障碍加重,但疼痛程度反而减轻。因此,本病中期以功能障碍为主,后期以肌肉萎缩为主。

2.治疗方法　活血通络,祛瘀止痛。

3.张氏经络收放疗法

【处方】　土穴(合谷),木穴(手三里),水穴(肘髎),火穴(手五里),火穴(天宗),木穴(肩髃),火穴(肩髎),金穴(肩贞),木穴(天泉),土穴(肩井),水穴(中府)。

【方解】　土穴合谷:在手背第1、2掌骨之间,约平第2掌骨中点处,为手阳明大肠经原穴,主治病证较多,在此主要通大肠经脉之气以治肩痛。

木穴手三里:在曲池穴下2寸处,为手阳明大肠经穴,可治上肢不遂。

水穴肘髎:位于屈肘时,曲池穴外上方1寸,在肱骨边缘,为手阳明大肠经穴,可治肘臂酸痛、麻木、挛急。

火穴手五里:在曲池穴与肩髃穴连线上,曲池穴上3寸处,为手阳明大肠经穴,可治肘臂挛痛。

木穴肩髃:位于肩平举时,肩部出现两个凹陷之前方的凹陷中,属手阳明大肠经穴,为手阳明经与阳跷脉的交会穴,可治肩臂挛痛、上肢不遂。

以上五穴同属手阳明大肠经穴,手阳明大肠经上肩,主治上肢疼痛拘挛,用于肩关节周围炎,取"治痿独取阳明"之意。同一经脉之穴,五行属性又各不相同,木、火、土、水之穴共存,施以火收、水放、木放、土生长之法,共同促进手阳明大肠经经气旺盛,使气旺血行,经脉自通,肩关节疼痛自解。

火穴天宗:在举臂时,肩胛冈下窝的中央,为手太阳小肠经穴,可治肩胛疼痛。

金穴肩贞:位于腋后皱襞直上,肩胛骨下缘凹陷中,为手太阳小肠经穴,并且是手足太阳、阳维脉与阳跷脉的交会穴,主治肩臂疼痛。

以上二穴同属手太阳小肠经穴,手太阳小肠经脉出肩解,绕肩胛,交肩上,故手太阳小肠经脉为治疗肩关节周围疾病的重要经脉之一,可治疗肩部局部疾病,施以补法,以补手太阳小肠经气,经气盛则经脉通,气血调和,流通如常,则疾病自解。

火穴肩髎:位于肩峰后下方,上臂外展时在肩髃穴后约1寸的凹陷中,为手少阳三焦经穴,手少阳三经经脉循臑外,上肩,手少阳经气不通,则亦可出现肩部疾病,主治肩臂疼痛、拘挛不遂,用补法使手少阳三焦经气充盛,气旺则血行,故可治疗气虚、瘀血阻于经脉之证。

木穴天泉:位于上臂掌侧,腋前皱襞上端水平线2寸,肱二头肌长短头之间,属手厥阴心包经穴,可舒筋活络,主治臂痛。

土穴肩井:位于大椎、肩峰连线的中点,为足少阳胆经穴,可治肩背疼痛、上肢不遂。

水穴中府:位于胸前壁外上方,前正中线旁开6寸,平第1肋间隙处,属手太阴肺经

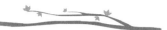

穴,为肺的募穴,手足太阴经交会穴,可治肩背疼痛和上肢疾病。

全方金、木、水、火、土五行穴位相互配合,生克制化,手三阳与足少阳经合治,足太阴经与手厥阴经与手太阴经合治,共取补益阳明、益气活血、兼滋太阴、阴阳共调、通经和络止痛之功。

【操作】 土穴合谷、肩井,性质属土,故宜助其生长而用平补平泻法。

木穴手三里、水穴肘髎、水穴中府、木穴肩髃、木穴天泉,性质属水、属木,故宜放其经气而用泻法,以祛瘀通经。

火穴手五里、火穴天宗、火穴肩髎、金穴肩贞,性质属火、属金,故宜收而用补法,以益气通经。

四、腰痛

腰痛是指身后肋骨以下,股骨以上部位的疼痛。腰部尤其是腰骶部,经常处于负重状态,活动范围亦较大,所以损伤机会较多。另外,腰部先天发育变异较多,且容易发生退行性变,此亦为产生腰痛的重要内在因素。究其外在原因,除了急性外伤以外,中医认为尚有风寒湿热等邪侵袭。

本节重点介绍急性腰肌筋膜损伤、急性腰部韧带损伤、急性腰椎后关节滑膜嵌顿、腰椎间盘突出症、腰椎椎管狭窄症、腰肌劳损、腰棘间韧带损伤、腰椎横突综合征、增生性脊柱炎等疾病的张氏经络收放疗法。

(一)急性腰肌筋膜损伤

腰部脊柱承担着身体1/2以上的重量,从事着复杂的运动,其前方是腹腔,无骨性结构保护,附近只有一些肌肉、筋膜和韧带,故在持重和运动过程中,脊柱本身及其周围软组织极易受到损伤,而脊柱周围肌肉、筋膜的急性损伤即为急性腰肌筋膜损伤,俗称"闪腰""岔气"。

本病多见于青壮年体力劳动者,儿童和老人少见,长期从事弯腰工作的重体力劳动者和平素缺乏体育锻炼者易发,90%的病变发生在腰骶部、两侧骶棘肌和骶髂关节处。新病易治,久病难疗,复感风寒湿邪而兼痹证者,亦较难痊愈。

1. 气滞络阻证

(1)临床表现:有明显损伤史,患者常感到腰部有响声或有组织"撕裂"感;伤后即感腰部一侧或两侧疼痛,疼痛多位于腰骶部,可影响一侧或两侧臀部及大腿后部。轻伤者,损伤当时尚能坚持继续劳动,数小时后或次日症状加重;重伤者,损伤当时即不能站立,腰部用力、咳嗽、打喷嚏时疼痛加剧。患者不能直腰、俯仰、转身,动则疼痛加剧。患者为减轻腰部疼痛,常用两手扶住并固定腰部。

本证以气滞为主,兼有络阻,患者腰痛时轻时重,痛无定处,重者腰部运动受限,行走困难,咳嗽时疼痛加重,舌苔薄,脉弦数,多属于气滞腰痛范围。

(2)治疗方法:行气活血,通络止痛。

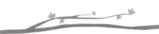

（3）张氏经络收放疗法

【处方】 木穴（少商），木穴（隐白），土穴（涌泉），木穴（少冲），木穴（中冲），木穴（大敦），金穴（少泽），金穴（足窍阴），金穴（至阴），金穴（关冲），金穴（商阳），金穴（厉兑），水穴（箕门），土穴（委中），土穴（足三里），土穴（阳陵泉），土穴（三阴交），金穴（左环跳），木穴（右环跳），火穴（长强）。

【方解】 木穴少商：位于拇指桡侧，指甲根角旁0.1寸处，属手太阴肺经井穴，为手太阴经气所出之所，肺主一身之气。

木穴隐白：位于足大趾内侧，趾甲根角旁0.1寸处。属足太阴脾经井穴，为足太阴脾经气所出之地，脾主升清，为气血生化之源，是气机升降的枢纽。

土穴涌泉：当足趾跖屈时，位于足底（去趾）前1/3凹陷处，属足少阴肾经井穴，为足少阴经气所出之所，肾主纳气。

木穴少冲：位于小指桡侧，指甲根角旁0.1寸处，属手少阴心经井穴，为手少阴心经气所出之所。

木穴中冲：位于中指尖端的中央，属手厥阴心包经井穴，为手厥阴心包经气所出之所。

木穴大敦：在足大趾末节外侧，指甲根角旁0.1寸处，为足厥阴肝经井穴，为足厥阴肝经气所出之所，肝藏血主筋，本穴可激发足厥阴肝经之经气。

金穴少泽：位于小指尺侧，指甲根角旁0.1寸处，属手太阳小肠经井穴，为手太阳小肠经气所出之所。

金穴足窍阴：位于足第四趾外侧，趾甲根角旁0.1寸处，属足少阳胆经井穴，为足少阳胆经气所出之所，足少阳胆主枢机。

金穴至阴：在足小趾末节外侧，趾甲根角旁0.1寸处，为足太阳膀胱经井穴，为足太阳膀胱经气所出之所。

金穴关冲：位于环指尺侧，指甲根角旁0.1寸处，属手少阳三焦经井穴，为手少阳三焦经气所出之所。

金穴商阳：位于示指桡侧，指甲根角旁0.1寸处，属手阳明大肠经井穴，为手阳明大肠经气所出之所。

金穴厉兑：位于足第二趾外侧，趾甲根角旁约0.1寸处，属足阳明胃经井穴，为足阳明胃经气所出之。

以上诸穴均为五输穴之井穴，可激发各经经气而理气行滞。

水穴箕门：在血海穴与冲门穴的连线上，血海穴直上6寸处，属足太阴脾经，可健脾益气。

土穴委中：在腘横纹中点，当股二头肌腱与半腱肌腱的中间，为足太阳膀胱经合穴，膀胱的下合穴，主治腰背痛，足太阳膀胱经循行于腰背部，是治疗腰背部疾病的要穴，故有"腰背委中求"之称。

土穴足三里：位于犊鼻穴下3寸，胫骨前峭外一横指处，属足阳明胃经合穴，胃之下

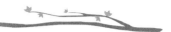

合穴,为强身之要穴,可补后天胃气。

土穴阳陵泉:在小腿外侧,当腓骨头前下方凹陷处,属足少阳胆经合穴,胆之下合穴,八会穴之筋会,主治全身筋之疾病。

土穴三阴交:位于内踝尖上3寸,胫骨内侧面后缘,属足太阴脾经,与足三里相配,调理一身之气血。

左金右木穴环跳:位于股骨大转子高点与骶管裂孔连线的外1/3与内2/3交界处,属足少阳胆经,主治腰髋关节疼痛。

火穴长强:在尾骨端下,当尾骨端与肛门连线的中点处,属督脉,督脉为阳脉之海,总督一身阳气,循行于腰背正中,主治腰痛。

以上诸穴,金、木、水、火、土相配,调气机,补气血,壮腰强筋,理气通络,治气滞络瘀腰痛之要方。

【操作】 木穴少商、木穴隐白、木穴少冲、木穴中冲、木穴大敦、木穴右环跳、水穴箕门,性质属木、属水,为放穴,施以泻法。

金穴少泽、金穴足窍阴、金穴至阴、金穴关冲、金穴商阳、金穴厉兑、金穴左环跳、火穴长强,性质属金、属火,为收穴,施以补法。

土穴涌泉、土穴足三里、土穴阳陵泉、土穴三阴交、土穴委中,性质属土,为生长之穴,施以平补平泻法。

2.气阻血瘀证

(1)临床表现:有明显损伤史,患者常感到腰部有响声或有组织"撕裂"感;伤后即感腰部一侧或两侧疼痛,疼痛多位于腰骶部,可影响一侧或两侧臀部及大腿后部。轻伤者,损伤当时尚能坚持继续劳动,数小时后或次日症状加重;重伤者,损伤当时即不能站立,腰部用力、咳嗽、打喷嚏时疼痛加剧。患者不能直腰、俯仰、转身,动则疼痛加剧。患者为减轻腰部疼痛,常用两手扶住并固定腰部。

本证以血瘀为主,兼有气滞,患者腰痛,局部瘀肿,压痛明显,腰部活动受限,部分患者可伴有腹部胀满,大便秘结,舌质紫暗有瘀点,脉弦紧,多属于瘀血腰痛范围。

(2)治疗方法:活血祛瘀,行气止痛。

(3)张氏经络收放疗法

【处方】 木穴(后溪),土穴(神门),水穴(尺泽),土穴(章门),土穴(神阙),土穴(太溪),金穴(至阴),木穴(隐白),木穴(大敦),木穴(梁丘),土穴(伏兔),金穴(左肾俞),木穴(右肾俞),金穴(左环跳),木穴(右环跳),水穴(命门)。

【方解】 木穴后溪:在手掌尺侧,微握拳第5指掌关节后尺侧的远侧掌横纹头,赤白肉际处,为手太阳小肠经输穴,八脉交会穴,通于督脉,手太阳小肠经经气所注之处,可通手太阳小肠和督脉经气,主治腰背痛。

土穴神门:位于腕横纹尺侧端,尺侧腕屈肌腱的桡侧凹陷处,属手少阴心经输穴和原穴,为手少阴心经气所注和元气经过以及留止的部位,可通心之元气。

水穴尺泽:位于肘横纹中肱二头肌腱的桡侧凹陷处,属手太阴经合穴,为手太阴经气

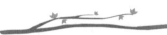

所盛之处,可开宣肺气。

土穴章门:在侧腹部当第11肋游离端的下方,属足厥阴肝经,为脾之募穴和八会穴之脏会,可调五脏气血。

土穴神阙:位于脐窝中央,属任脉,可扶阳气,通血脉。

土穴太溪:位于内踝高点与跟腱后缘连线的中点凹陷处,属足少阴肾经输穴和原穴,为少阴肾经气所注和元气经过和留止的部位。

金穴至阴:在足小趾末节外侧,趾甲根角旁0.1寸处,属足太阳膀胱经井穴,可激发足太阳膀胱经气,以通太阳膀胱之经。

木穴隐白:位于足大趾内侧,趾甲根角旁0.1寸处,属足太阴脾经井穴,可激发足太阴脾经气,以通太阴脾经。

木穴大敦:在足大趾末节外侧,趾甲根角旁0.1寸处,为足厥阴肝经井穴,可调理肝之经气。

木穴梁丘:屈膝时,在髂前上棘与髌骨外上缘连线上,髌骨外上缘上3寸处,为足阳明胃经郄穴,是阳明胃经气深集的部位,主治急性疼痛性疾病。

土穴伏兔:在髂前上棘与髌骨外上缘连线上,髌骨外上缘上6寸处,属足阳明胃经,足阳明胃为多气多血之经,通之以通阳明。

左金右木穴肾俞:位于第2腰椎棘突下,后正中线旁开1.5寸处,属足太阳膀胱经,肾之背俞穴,为肾之经气输注之处,主治腰痛。

左金右木穴环跳:在股外侧部,侧卧屈股,当股骨大转子最凸点与骶管裂孔连线的外1/3与中1/3交点处,属足少阳胆经,主治腰髋关节疼痛。

水穴命门:在腰部后正中线上,第2腰椎棘突下凹陷中,属督脉可通督脉经气,主治腰脊强痛。

以上诸穴,金、木、水、土相配,活血理气,为治血瘀兼气滞之要方。

【操作】 土穴神门、章门、神阙、太溪、伏兔,性质属土,为生长之穴,施以平补平泻法。

水穴尺泽、木穴后溪、木穴隐白、木穴大敦、水穴命门、木穴梁丘、木穴右环跳、木穴右肾俞,性质属木、属水,为放穴,施以泻法。

金穴至阴、左环跳、左肾俞,性质属金,为收穴,施以补法。

(二)急性腰部韧带损伤

腰部韧带主要包括前纵韧带、后纵韧带、黄韧带、棘间韧带、棘上韧带、横突间韧带及脊柱各关节囊韧带,这些韧带在一定程度上具有维持脊柱和腰部关节稳定性的作用,因为解剖位置的特殊性,容易发生组织变性,更易因突然受力过大而产生急性损伤,导致腰部疼痛及活动受限等临床表现,此即为腰部韧带损伤,属中医伤筋的范畴。

急性腰部韧带损伤多见于青壮年体力劳动者,应积极救治,否则易转化成慢性劳损。本病急性期常表现为气滞血瘀证,而缓解期常表现为肝肾不足证。

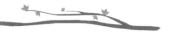

1.气滞血瘀证(急性期)

(1)临床表现:多有明显的外伤史,如弯腰负重,搬取重物,或从高处摔下,或肩负重物突然失力,多突然发病。发病时患者常自觉腰部突发脆响声或有撕裂样感觉,随即局部突发疼痛,常呈撕裂样或刀割样,当即坐卧困难,偶伴有下肢放射性疼痛,之后可出现局部瘀斑肿胀,此为发病急性期,以气滞血瘀为主要表现。

(2)治疗方法:活血化瘀,消肿止痛。

(3)张氏经络收放疗法

【处方】　木穴(少商),木穴(隐白),土穴(涌泉),木穴(少冲),木穴(中冲),木穴(大敦),金穴(少泽),金穴(足窍阴),金穴(至阴),金穴(关冲),金穴(商阳),金穴(厉兑),水穴(箕门),土穴(足三里),土穴(阳陵泉),土穴(三阴交),金穴(左环跳),木穴(右环跳),火穴(长强)。

【方解】　木穴少商:位于拇指桡侧指甲角旁0.1寸处,属手太阴肺经井穴,为手太阴经气所出之所,肺主一身之气。

木穴隐白:位于足大趾内侧,趾甲根角旁0.1寸处,属足太阴脾经井穴,为足太阴脾经气所出之地,脾主升清,为气血生化之源,是气机升降的枢纽。

土穴涌泉:位于足底(去趾)前1/3凹陷处,属足少阴肾经井穴,为足少阴经气所出之所,肾主纳气。

木穴少冲:位于小指桡侧,指甲根角旁0.1寸处,属手少阴心经井穴,为手少阴心经气所出之所。

木穴中冲:位于中指尖端的中央,属手厥阴心包经井穴,为手厥阴心包经气所出之所。

木穴大敦:在足大趾末节外侧,趾甲根角旁0.1寸,为足厥阴肝经井穴,为足厥阴肝经气所出之所,肝藏血主筋,本穴可激发足厥阴肝之经气。

金穴少泽:位于小指尺侧,指甲根角旁0.1寸处,属手太阳小肠经井穴,为手太阳小肠经气所出之所。

金穴足窍阴:位于足第四趾外侧,趾甲根角旁0.1寸处,属足少阳胆经井穴,为足少阳胆经气所出之所,足少阳胆主枢机。

金穴至阴:在足小趾末节外侧,趾甲根角旁0.1寸处,属足太阳膀胱经井穴,为足太阳膀胱经气所出之所。

金穴关冲:位于环指尺侧,指甲根角旁0.1寸处,属手少阳三焦经井穴,为手少阳三焦经气所出之所。

金穴商阳:位于示指桡侧,指甲根角旁0.1寸处,属手阳明大肠经井穴,为手阳明大肠经气所出之所。

金穴厉兑:位于足第二趾外侧,趾甲根角旁约0.1寸处,属足阳明胃经井穴,为足阳明胃经气所出之所。

以上诸穴,均为五输穴之井穴,可激发各经经气,理气行滞。

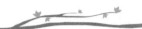

水穴箕门:在血海穴与冲门穴的连线上,血海穴直上 6 寸处,属足太阴脾经,有健脾益气之效。

土穴足三里:位于犊鼻穴下 3 寸,胫骨前嵴外一横指处,属足阳明胃经合穴,胃之下合穴,为强身之要穴,可补后天胃气。

土穴阳陵泉:在小腿外侧,当腓骨头前下方凹陷处,属足少阳胆经合穴,胆之下合穴,八会穴之筋会,主治全身筋之疾病。

土穴三阴交:位于内踝尖上 3 寸,胫骨内侧面后缘,属足太阴脾经,与足三里相配,调理一身之气血。

左金右木穴环跳:位于股骨大转子高点与骶管裂孔连线的外1/3 与内2/3 交界处,属足少阳胆经,主治腰髋关节疼痛。

火穴长强:在尾骨端下,当尾骨端与肛门连线的中点处,属督脉,督脉为阳脉之海,总督一身阳气,循行于腰背正中,主治腰痛。

以上诸穴,金、木、水、火、土相配,调气机,补气血,壮腰强筋,理气通络,为治气滞络瘀腰痛之要方。

【操作】 木穴少商、木穴隐白、木穴少冲、木穴中冲、木穴大敦、木穴右环跳、水穴箕门,性质属木、属水,为放穴,施以泻法。

金穴少泽、金穴足窍阴、金穴至阴、金穴关冲、金穴商阳、金穴厉兑、金穴左环跳、火穴长强,性质属金、属火,为收穴,施以补法。

土穴涌泉、足三里、阳陵泉、三阴交,性质属土,为生长之穴,施以平补平泻法。

2.肝肾不足证(缓解期)

(1)临床表现:急性腰部韧带损伤进入缓解期,腰痛以酸软为主,喜按喜揉,腿膝无力,遇劳则甚,卧则减轻,常反复发作。偏阳虚者,则少腹拘急,面色㿠白,手足不温,少气乏力,舌淡,脉沉细;偏阴虚者,则心烦失眠,口燥咽干,面色潮红,手足心热,舌红少苔,脉弦细数。

(2)治疗方法:补益肝肾,强壮筋骨。

(3)张氏经络收放疗法

【处方】 土穴(百会),金穴(膻中),木穴(气海),土穴(足三里),土穴(三阴交),木穴(血海),土穴(太白),金穴(左环跳),木穴(右环跳),金穴(左肾俞),木穴(右肾俞),水穴(命门)。

【方解】 土穴百会:位于后发际正中直上 7 寸,当头部正中线与两耳尖连线的交点处,属督脉,升举阳气。

金穴膻中:在胸部,当前正中线上,平第 4 肋间,两乳头连线的中点,属任脉,为心包募穴和八会穴之气会,可补一身之元气。

木穴气海:在下腹部,前正中线上,当脐中下 1.5 寸,属任脉,为肓之原穴,可补肾气,固先天之本。

土穴足三里:位于犊鼻穴下 3 寸,胫骨前嵴外一横指处,属足阳明胃经合穴,胃之下

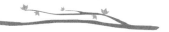

合穴,可补益后天脾胃之气血。

土穴三阴交:位于内踝尖上3寸,胫骨内侧面后缘,属足太阴脾经,与足三里相配,为补中焦脾胃之要穴,以后天资先天。

木穴血海:屈膝时,在髌骨内上缘上2寸当股四头肌内侧头的隆起处,属足太阴脾经,精血同源,使血旺则精足。

土穴太白:位于第1跖骨小头后缘,赤白肉际凹陷处,属足太阴脾经输穴和原穴,为太阴脾之经气和元气所注之所。

左金右木穴环跳:在股外侧部,侧卧屈股,当股骨大转子最凸点与骶管裂孔连线的外1/3与中1/3交点处,属足少阳胆经,主治腰髋关节疼痛。

左金右木穴肾俞:位于第2腰椎棘突下,后正中线旁开1.5寸处,属足太阳膀胱经,肾之背俞穴,为肾之经气输注之处,主治腰痛。

水穴命门:在腰部后正中线上,第2腰椎棘突下凹陷中,属督脉,可通督脉经气,主治腰脊强痛。

以上诸穴,金、木、水、土相配,以后天养先天,以先天助后天,为治肝肾不足腰痛之方。

【操作】　木穴气海、木穴血海、木穴右环跳、木穴右肾俞、水穴命门,性质属木、属水,为放穴,施以泻法。

金穴膻中、左环跳、左肾俞,性质属金,为收穴,施以补法。

土穴百会、足三里、三阴交、太白,性质属土,为生长之穴,施以平补平泻法。

(三)急性腰椎后关节滑膜嵌顿

急性腰椎后关节滑膜嵌顿又称腰椎后关节紊乱症或小关节综合征,俗称"闪腰",多由扭腰不慎或弯腰猛然站立所致,此时易使小关节滑膜嵌入关节之间,造成小关节交锁或脱位,可产生剧烈腰痛。青壮年多发,且男性多于女性。

本病急性期多表现为气滞血瘀证,缓解期表现为肝肾不足证。

1.气滞血瘀证(急性期)

(1)临床表现:急性期患者多有骤然扭腰、弯腰或弯腰后突然直腰的经历。本病发生后立即出现难以忍受的剧痛,不敢活动,腰部后突不敢直立,全身肌肉陷入紧张状态,其中骶棘肌较为明显,多在棘突和棘突旁有压痛。站立时髋关节半屈位,需两手扶持以支撑,任何挤压已嵌顿滑膜的动作都会引起剧烈疼痛,腰后伸试验阳性,有时疼痛还可向臀部和大腿后部放射。

(2)治疗方法:理气通络,壮腰强筋。

(3)张氏经络收放疗法

【处方】　木穴(少商),木穴(隐白),土穴(涌泉),木穴(少冲),木穴(中冲),木穴(大敦),金穴(少泽),金穴(足窍阴),金穴(至阴),金穴(关冲),金穴(商阳),金穴(厉兑),水穴(箕门),土穴(足三里),土穴(阳陵泉),土穴(三阴交),土穴(委中),金穴(左环跳),木穴(右环跳),火穴(长强)。

【方解】　木穴少商:位于拇指桡侧,指甲根角旁0.1寸处,属手太阴肺经井穴,为手太阴经气所出之所,肺主一身之气。

木穴隐白:位于足大趾内侧,趾甲根角旁0.1寸处,属足太阴脾经井穴,为足太阴脾经气所出之地,脾主升清,为气血生化之源,是气机升降的枢纽。

土穴涌泉:当足趾跖屈时,位于足底(去趾)前1/3凹陷处,属足少阴肾经井穴,为足少阴经气所出之所,肾主纳气。

木穴少冲:位于小指桡侧,指甲根角旁0.1寸处,属手少阴心经井穴,为手少阴心经气所出之所。

木穴中冲:位于中指尖端的中央,属手厥阴心包经井穴,为手厥阴心包经气所出之所。

木穴大敦:在足大趾末节外侧,趾甲根角旁0.1寸,属足厥阴肝经井穴,为足厥阴肝经气所出之所,肝藏血主筋,本穴可激发足厥阴肝之经气。

金穴少泽:位于小指尺侧,指甲根角旁0.1寸处,属手太阳小肠经井穴,为手太阳小肠经气所出之所。

金穴足窍阴:位于足第四趾外侧,趾甲根角旁0.1寸处,属足少阳胆经井穴,为足少阳胆经气所出之所,足少阳胆主枢机。

金穴至阴:在足小趾末节外侧,趾甲根角旁0.1寸处,属膀胱经井穴,为足太阳膀胱经气所出之所。

金穴关冲:位于环指尺侧,指甲根角旁0.1寸处,属手少阳三焦经井穴,为手少阳三焦经气所出之所。

金穴商阳:位于示指桡侧,指甲根角旁0.1寸处,属手阳明大肠经井穴,为手阳明大肠经气所出之所。

金穴厉兑:位于足第二趾外侧,趾甲根角旁约0.1寸处,属足阳明胃经井穴,为足阳明胃经气所出之所。

以上诸穴,均为五输穴之井穴,可激发各经经气,理气行滞。

水穴箕门:在血海穴与冲门穴的连线上,血海穴直上6寸处,属足太阴脾经,益气健脾。

土穴委中:在腘横纹中点,当股二头肌腱与半腱肌腱的中间,为膀胱经合穴、膀胱的下合穴,主治腰背痛。

土穴足三里:位于犊鼻穴下3寸,胫骨前嵴外一横指处,属胃经合穴,胃之下合穴,为强身之要穴,可补后天胃气。

土穴阳陵泉:在小腿外侧,当腓骨头前下方凹陷处,属胆经合穴,胆之下合穴,八会穴之筋会,主治全身筋之疾病。

土穴三阴交:位于内踝尖上3寸,胫骨内侧面后缘,属足太阴脾经,与足三里相配,调理一身之气血。

左金右木穴环跳:位于股骨大转子高点与骶管裂孔连线的外1/3与内2/3交界处,为

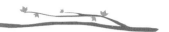

足少阳胆经穴,主治腰、髋关节疼痛。

火穴长强:在尾骨端下,当尾骨端与肛门连线的中点处,属督脉,督脉为阳脉之海,总督一身阳气,循行于腰背正中,主治腰痛。

以上诸穴,金、木、水、火、土相配,调气机,补气血,壮腰强筋,理气通络,为治气滞络瘀腰痛之要方。

【操作】　木穴少商、木穴隐白、木穴少冲、木穴中冲、木穴大敦、木穴右环跳、水穴箕门,性质属木、属水,为放穴,施以泻法。

金穴少泽、金穴足窍阴、金穴至阴、金穴关冲、金穴商阳、金穴厉兑、金穴左环跳、火穴长强,性质属金、属火,为收穴,施以补法。

土穴涌泉、足三里、阳陵泉、三阴交、委中,性质属土,为生长之穴,施以平补平泻法。

2.肝肾不足证(缓解期)

(1)临床表现:腰痛以酸软为主,喜按喜揉,腿膝无力,遇劳则甚,卧则减轻,常反复发作。偏阳虚者,则少腹拘急,手足不温,面色㿠白,少气乏力,舌淡脉沉细;偏阴虚者,则心烦失眠,口燥咽干,手足心热,面色潮红,舌红少苔,脉弦细数。

(2)治疗方法:补益肝肾,通脉止痛。

(3)张氏经络收放疗法

【处方】　土穴(百会),金穴(膻中),木穴(气海),土穴(足三里),土穴(三阴交),木穴(血海),土穴(太白),金穴(左环跳),木穴(右环跳),金穴(左肾俞),木穴(右肾俞),水穴(命门)。

【方解】　土穴百会:位于后发际正中直上7寸,当头部正中线与两耳尖连线的交点处,属督脉,升举阳气。

金穴膻中:在胸部,当前正中线上,平第4肋间,两乳头连线的中点,属任脉,为心包募穴、八会穴之气会,可补一身之元气。

木穴气海:在下腹部,前正中线上,当脐中下1.5寸,属任脉,为肓之原穴,可补肾气,固先天之本。

土穴足三里:位于犊鼻穴下3寸,胫骨前嵴外一横指处,属胃经合穴,胃之下合穴,可补益后天脾胃之气血。

土穴三阴交:位于内踝尖上3寸,胫骨内侧面后缘,属足太阴脾经,与足三里相配,为补中焦脾胃之要穴,以后天资先天。

木穴血海:屈膝时,在髌骨内上缘上2寸当股四头肌内侧头的隆起处,为脾经穴,精血同源,使血旺则精足。

土穴太白:位于第1跖骨小头后缘,赤白肉际凹陷处,属足太阴脾经输穴和原穴,为太阴脾之经气和元气所注之所。

左金右木穴环跳:在股外侧部,侧卧屈股,当股骨大转子最凸点与骶管裂孔连线的外1/3与中1/3交点处,为胆经穴,主治腰髋关节疼痛。

左金右木穴肾俞:位于第2腰椎棘突下,后正中线旁开1.5寸处,属足太阳膀胱经,为

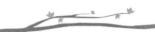

肾之背俞穴,主治腰痛。

水穴命门:在腰部后正中线上,第2腰椎棘突下凹陷中属督脉,可通督脉经气,主治腰脊强痛。

以上诸穴,金、木、水、土相配,以后天养先天,以先天助后天,为治肝肾不足腰痛之方。

【操作】 木穴气海、木穴血海、木穴右环跳、木穴右肾俞、水穴命门,性质属木、属水,为放穴,施以泻法。

金穴膻中、左环跳、左肾俞,性质属金,为收穴,施以补法。

土穴百会、足三里、三阴交、太白,性质属土,为生长之穴,施以平补平泻法。

(四)腰椎间盘突出症

腰椎间盘发生退行性变化以后,损伤、过劳等因素导致纤维环部分或全部破裂,进而连同髓核一并向外膨出,压迫神经根或脊髓而引起腰痛和一系列神经相关症状,称为腰椎间盘突出症,亦称为腰椎间盘纤维环破裂症,其主要症状为腰痛及下肢痛。

本病多见于青壮年男性体力劳动者,近几年脑力劳动者的发病率亦呈攀升趋势,发病部位以 $L_{4\sim5}$ 为最多,L_5、S_1 次之,$L_{3\sim4}$ 少见。

1.气滞血瘀证

(1)临床表现:患者有明显外伤史,伤后即感腰部不能活动,疼痛难忍,脊柱侧弯。舌质紫暗,脉涩或弦数。

(2)治疗方法:活血化瘀,行气止痛。

(3)张氏经络收放疗法

【处方】 木穴(少商),木穴(隐白),土穴(涌泉),木穴(少冲),木穴(中冲),木穴(大敦),金穴(少泽),金穴(足窍阴),金穴(至阴),金穴(关冲),金穴(商阳),金穴(厉兑),水穴(箕门),土穴(足三里),土穴(阳陵泉),土穴(三阴交),土穴(委中),金穴(左环跳),木穴(右环跳),火穴(长强)。

【方解】 木穴少商:位于拇指桡侧,指甲根角旁0.1寸处,属手太阴肺经井穴,为手太阴经气所出之所,肺主一身之气。

木穴隐白:位于足大趾内侧,趾甲根角旁0.1寸处,属足太阴脾经井穴,为足太阴脾经气所出之地,脾主升清,为气血生化之源,是气机升降的枢纽。

土穴涌泉:当足趾跖屈时,位于足底(去趾)前1/3凹陷处,属足少阴肾经井穴,为足少阴经气所出之所,肾主纳气。

木穴少冲:位于小指桡侧,指甲根角旁0.1寸处,属手少阴心经井穴,为手少阴心经气所出之所。

木穴中冲:位于中指尖端的中央,属手厥阴心包经井穴,为手厥阴心包经气所出之所。

木穴大敦:在足大趾末节外侧,趾甲根角旁0.1寸,属足厥阴肝经井穴,为足厥阴肝经气所出之所,肝藏血主筋,本穴可激发足厥阴肝之经气。

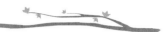

金穴少泽:位于小指尺侧,指甲根角旁0.1寸处,属手太阳小肠经井穴,为手太阳小肠经气所出之所。

金穴足窍阴:位于足第四趾外侧,趾甲根角旁0.1寸处,属足少阳胆经井穴,为足少阳胆经气所出之所,足少阳胆主枢机。

金穴至阴:在足小趾末节外侧,趾甲根角旁0.1寸处,属膀胱经井穴,为足太阳膀胱经气所出之所。

金穴关冲:位于环指尺侧,指甲根角旁0.1寸处,属手少阳三焦经井穴,为手少阳三焦经气所出之所。

金穴商阳:位于示指桡侧,指甲根角旁0.1寸处,属手阳明大肠经井穴,为手阳明大肠经气所出之所。

金穴厉兑:位于足第二趾外侧,趾甲根角旁约0.1寸处,属足阳明胃经井穴,为足阳明胃经气所出之所。

以上诸穴,均为五输穴之井穴,可激发各经经气,理气行滞。

水穴箕门:在血海穴与冲门穴的连线上,血海穴直上6寸处,属足太阴脾经,益气健脾。

土穴委中:在腘横纹中点,当股二头肌腱与半腱肌腱的中间,属膀胱经合穴,膀胱的下合穴,主治腰背痛。

土穴足三里:位于犊鼻穴下3寸,胫骨前嵴外一横指处,属胃经合穴,胃之下合穴,为强身之要穴,可补后天胃气。

土穴阳陵泉:在小腿外侧,当腓骨头前下方凹陷处,属胆经合穴,胆之下合穴,八会穴之筋会,主治全身筋之疾病。

土穴三阴交:位于内踝尖上3寸,胫骨内侧面后缘,属足太阴脾经,与足三里相配,调理一身之气血。

左金右木穴环跳:位于股骨大转子高点与骶管裂孔连线的外1/3与内2/3交界处,为胆经穴,主治腰髋关节疼痛。

火穴长强:在尾骨端下,当尾骨端与肛门连线的中点处,属督脉,督脉为阳脉之海,总督一身阳气,循行于腰背正中,主治腰痛。

以上诸穴,金、木、水、火、土相配,调气机,补气血,壮腰强筋,理气通络,为治气滞血瘀腰痛之要方。

【操作】　木穴少商、木穴隐白、木穴少冲、木穴中冲、木穴大敦、木穴右环跳、水穴箕门,性质属木、属水,为放穴,施以泻法。

金穴少泽、金穴足窍阴、金穴至阴、金穴关冲、金穴商阳、金穴厉兑、金穴左环跳、火穴长强,性质属金、属火,为收穴,施以补法。

土穴涌泉、足三里、阳陵泉、三阴交、委中,性质属土,为生长之穴,施以平补平泻法。

2.寒湿阻络证

(1)临床表现:无外伤史,患者逐渐感到腰部重着疼痛,转侧不利,亦有椎旁压痛或放

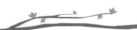

射痛,随天气变化而加重,舌苔白腻,脉沉缓。

(2)治疗方法:祛风散寒,除湿止痛。

(3)张氏经络收放疗法

【处方】 木穴(气海),火穴(关元),土穴(太溪),土穴(委中),金穴(左环跳),木穴(右环跳),水穴(命门),金穴(左肾俞),木穴(右肾俞)。

【方解】 木穴气海:在下腹部,前正中线上,当脐中下1.5寸,隶属任脉,为肓之原穴,有温阳益肾之功。

火穴关元:在下腹部,前正中线上,当脐中下3寸,隶属任脉,为小肠募穴,有温阳益肾之功。

土穴太溪:在足内侧内踝后方,当内踝尖与跟腱之间的凹陷处,为肾经输穴、原穴,是足少阴肾经气所注和元气经过以及留止的部位,有温肾养气之功。

土穴委中:在腘横纹中点,当股二头肌腱与半腱肌腱的中间,为膀胱经合穴,膀胱的下合穴,主治腰背痛。

左金右木穴环跳:在股外侧部,侧卧屈股,当股骨大转子最凸点与骶管裂孔连线的外1/3与中1/3交点处,为胆经穴,主治腰髋关节疼痛。

左金右木穴肾俞:位于第2腰椎棘突下,后正中线旁开1.5寸处,属足太阳膀胱经,肾之背俞穴,主治腰痛。

水穴命门:在腰部,后正中线上,第2腰椎棘突下凹陷中,属督脉,可通督脉经气,主治腰脊强痛。

以上诸穴,金、木、水、火、土相配,可温补肾阳,散寒除湿,有壮腰强筋之功,为治寒湿腰痛之要方。

【操作】 木穴气海、木穴右环跳、木穴右肾俞、水穴命门,性质属木、属水,为放穴,施以泻法。

金穴左环跳、金穴左肾俞、火穴关元,性质属金、属火,为收穴,施以补法。

土穴太溪、委中,性质属土,为生长之穴,施以平补平泻法。

3.肝肾不足证

(1)临床表现:此类患者素体禀赋不足,或长期患有慢性疾病,以致肝肾精血亏虚、经脉失养而致腰腿疼痛,酸重无力,缠绵数年,时轻时重。

(2)治疗方法:填精补髓,强筋壮骨。

(3)张氏经络收放疗法

【处方】 土穴(百会),金穴(膻中),木穴(气海),土穴(足三里),土穴(三阴交),木穴(血海),土穴(太白),金穴(左环跳),木穴(右环跳),金穴(左肾俞),木穴(右肾俞),水穴(命门)。

【方解】 土穴百会:位于后发际正中直上7寸,当头部正中线与两耳尖连线的交点处,属督脉,升举阳气。

金穴膻中:在胸部,当前正中线上,平第4肋间,两乳头连线的中点,属任脉,为心包

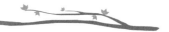

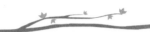

经荥穴,为手厥阴心包经气所溜之处,可泻心包之火。

火穴鱼际:位于第 1 掌骨中点,赤白肉际处,属手太阴肺经荥穴,为手太阴肺经气所溜之处,可开肺气以化湿。

火穴列缺:位于桡骨茎突上方,腕横纹上 1.5 寸,当肱桡肌与拇长展肌腱之间,属手太阴肺经络穴,八脉交会穴,通于任脉,可调理肺与大肠之气机,并可通利任脉经气。

左金右木穴太冲:位于足背,第 1、2 跖骨结合部之前凹陷中,属足厥阴肝经输穴和原穴,为足厥阴肝经气所注之处,又是肝之元气经过和留止的部位,可疏理气机。

土穴气冲:在腹股沟稍上方,脐中下 5 寸,前正中线旁开 2 寸处,属足阳明胃经,可清泻胃热。

土穴委中:在腘横纹中点,当股二头肌腱与半腱肌腱的中间,为膀胱经合穴,膀胱的下合穴,主治腰背痛。

左金右木穴环跳:在股外侧部,侧卧屈股,当股骨大转子最凸点与骶管裂孔连线的外 1/3 与中 1/3 交点处,为胆经穴,主治腰髋关节疼痛。

土穴合谷:在手背第 1、2 掌骨之间,当第 2 掌骨桡侧的中点处,属大肠经原穴,为大肠元气经过和留止的部位,可通大肠之腑,具有良好的泄热作用。

以上诸穴,金、木、水、火、土五行相配,生克制化,共同起清利湿热、通络止痛之功。

【操作】 水穴中府、木穴右太冲、木穴右环跳,性质属木、属水,为放穴,施以泻法。

火穴劳宫、火穴鱼际、火穴列缺、金穴左太冲、金穴左环跳,性质属金、属火,为收穴,施以补法。

土穴曲池、气冲、委中、合谷,性质属土,为生长之穴,施以平补平泻法。

腰椎间盘突出症由于压迫神经根,多伴有下肢麻木的症状,在上述分型证治的基础上,可加足太阳膀胱经穴位治疗。手法根据穴位五行属性分别施以补泻之法,以通太阳膀胱经脉。可增加木穴右承扶、金穴左承扶、金穴左殷门、木穴右殷门、金穴左承山、木穴右承山、金穴左合阳。

(五)腰椎椎管狭窄症

腰椎椎管狭窄症是指腰椎椎管、神经根管或椎间孔的骨性或纤维性结构狭窄,引起马尾或神经根受压,从而造成以持续性腰腿痛和间歇性跛行为主要临床表现的疾病,属中医学"腰腿痛"范畴。

腰椎椎管狭窄症根据发病部位可分为中央型、根管型和混合型三类;根据发病原因可分为先天性椎管狭窄症和获得性椎管狭窄症两类。本病好发于老年男性,且体力劳动者多发。本病急性期常表现为寒湿阻络和气滞血瘀,而缓解期常表现为肝肾不足,筋脉失养。

1. 寒湿阻络证(急性期)

(1)临床表现:本证素有腰椎椎管狭窄症的临床表现,如慢性腰腿痛及间歇跛行等。如突遭风寒湿邪侵袭,则症状突然加重,症见腰部冷痛,转侧不利,虽卧床亦不能减轻,酸胀重者,拘急不舒,阴雨天气则症状加重,得温痛减,舌苔薄白,脉沉细。

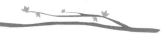

（2）治疗方法:散寒除湿,温通经脉。

（3）张氏经络收放疗法

【处方】 木穴（气海）,火穴（关元）,土穴（太溪）,土穴（委中）,金穴（左环跳）,木穴（右环跳）,水穴（命门）,金穴（左肾俞）,木穴（右肾俞）。

【方解】 木穴气海:在下腹部,前正中线上,当脐中下1.5寸,隶属任脉,为肓之原穴,有温阳益肾之功。

火穴关元:在下腹部前正中线上,当脐中下3寸,隶属任脉,为小肠募穴,有温阳益肾之功。

土穴太溪:在足内侧内踝后方,当内踝尖与跟腱之间的凹陷处,为肾经输穴、原穴,是足少阴肾经气所注和元气经过以及留止的部位,有温肾养气之功。

土穴委中:在腘横纹中点,当股二头肌腱与半腱肌腱的中间,为膀胱经合穴,膀胱的下合穴,主治腰背痛。

左金右木穴环跳:在股外侧部,侧卧屈股,当股骨大转子最凸点与骶管裂孔连线的外1/3与中1/3交点处,为胆经穴,主治腰髋关节疼痛。

左金右木穴肾俞:位于第2腰椎棘突下,后正中线旁开1.5寸处,属足太阳膀胱经,肾之背俞穴,主治腰痛。

水穴命门:在腰部后正中线上,第2腰椎棘突下凹陷中,属督脉,可通督脉经气,主治腰脊强痛。

以上诸穴,金、木、水、火、土相配,可温补肾阳,散寒除湿,有壮腰强筋之功,为治寒湿腰痛之要方。

【操作】 木穴气海、木穴右环跳、木穴右肾俞、水穴命门,性质属木、属水,为放穴,施以泻法。

金穴左环跳、金穴左肾俞、火穴关元,性质属金、属火,为收穴,施以补法。

土穴太溪、土穴委中,性质属土,为生长之穴,施以平补平泻法。

2.气滞血瘀证（急性期）

（1）临床表现:此型素有原发或继发性椎管狭窄,多因运动不慎或扭挫伤而诱发,此型除有椎管狭窄表现外,又有新伤之气滞血瘀表现,如腰痛剧烈,疼痛拒按,不能转侧,腰部活动明显受限,立行困难,舌质紫暗,脉弦而涩。

（2）治疗方法:行气活血,化瘀止痛。

（3）张氏经络收放疗法

【处方】 木穴（后溪）,土穴（神门）,水穴（尺泽）,土穴（章门）,土穴（神阙）,土穴（太溪）,金穴（至阴）,木穴（隐白）,木穴（大敦）,木穴（梁丘）,土穴（伏兔）,金穴（左肾俞）,木穴（右肾俞）,金穴（左环跳）,木穴（右环跳）,水穴（命门）。

【方解】 木穴后溪:在手掌尺侧,微握拳第5指掌关节后尺侧的远侧掌横纹头、赤白肉际处,为手太阳小肠经输穴,八脉交会穴,通于督脉,手太阳小肠经经气所注之处,可通手太阳小肠和督脉经气,主治腰背痛。

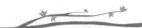

土穴神门:位于腕横纹尺侧端,尺侧腕屈肌腱的桡侧凹陷处,属心经输穴、原穴,可通心之元气。

水穴尺泽:位于肘横纹中肱二头肌腱的桡侧凹陷处,属手太阴经合穴,为手太阴经气所盛之处,可开宣肺气。

土穴章门:在侧腹部当第11肋游离端的下方,属足厥阴肝经,为脾之募穴、八会穴之脏会,可调五脏气血。

土穴神阙:位于脐中央,属任脉,可扶阳气,通血脉。

土穴太溪:位于内踝高点与跟腱后缘连线的中点凹陷处,属足少阴肾经输穴和原穴,为少阴肾经气所注和元气经过和留止的部位。

金穴至阴:在足小趾末节外侧,趾甲根角旁0.1寸处。

木穴隐白:位于足大趾内侧,趾甲根角旁0.1寸处,属足太阴脾经井穴,可激发足太阴脾经气,以通太阴脾经。

木穴大敦:在足大趾末节外侧,趾甲根角旁0.1寸处,为肝经井穴,可调理肝之经气。

木穴梁丘:屈膝时,在髂前上棘与髌骨外上缘连线上,髌骨外上缘上3寸处,为胃经郄穴,是阳明胃经气深集的部位,主治急性疼痛性疾病。

土穴伏兔:在髂前上棘与髌骨外上缘连线上,髌骨外上缘上6寸处,为胃经穴,足阳明胃为多气多血之经,通之以通阳明。

左金右木穴肾俞:位于第2腰椎棘突下,后正中线旁开1.5寸处,属足太阳膀胱经,肾之背俞穴,为肾之经气输注之处,主治腰痛。

左金右木穴环跳:在股外侧部,侧卧屈股,当股骨大转子最凸点与骶管裂孔连线的外1/3与中1/3交点处,为胆经穴,主治腰髋关节疼痛。

水穴命门:在腰部后正中线上,第2腰椎棘突下凹陷中,属督脉可通督脉经气,主治腰脊强痛。

以上诸穴,金、木、水、土相配,活血理气,为治血瘀兼气滞之要方。

【操作】 土穴神门、章门、神阙、太溪、伏兔,性质属土,为生长之穴,施以平补平泻法。

水穴尺泽、木穴后溪、木穴隐白、木穴大敦、水穴命门、木穴梁丘、木穴右环跳、木穴右肾俞,性质属木、属水,为放穴,施以泻法。

金穴至阴、左环跳、左肾俞,性质属金,为收穴,施以补法。

3. 肾阳亏虚证(缓解期)

(1)临床表现:除腰椎椎管狭窄的一般症状外,多表现出腰部隐隐作痛,酸软无力,绵绵不绝,喜温喜按,身体倦怠,腰膝无力,遇劳更甚,卧则减轻,面色淡白,精神萎靡,神疲短气,手足不温,小便清白,舌质淡,脉沉细无力等。

(2)治疗方法:温补肾阳,培元止痛。

(3)张氏经络收放疗法

【处方】 土穴(百会),金穴(膻中),木穴(气海),土穴(足三里),土穴(三阴交),木

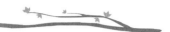

穴(血海),土穴(太白),金穴(左环跳),木穴(右环跳),金穴(左肾俞),木穴(右肾俞),水穴(命门)。

【方解】 土穴百会:位于后发际正中直上7寸,当头部正中线与两耳尖连线的交点处,属督脉,升举阳气。

金穴膻中:在胸部,当前正中线上,平第4肋间,两乳头连线的中点,属任脉,为心包募穴、八会穴之气会,可补一身之元气。

木穴气海:在下腹部,前正中线上,当脐中下1.5寸,属任脉,为肓之原穴,可补肾气,固先天之本。

土穴足三里:位于犊鼻穴下3寸,胫骨前嵴外一横指处,属足阳明胃经合穴,胃之下合穴,可补益后天脾胃之气血。

土穴三阴交:位于内踝尖上3寸,胫骨内侧面后缘,属足太阴脾经,与足三里相配,为补中焦脾胃之要穴,以后天资先天。

木穴血海:屈膝时,在髌骨内上缘上2寸,当股四头肌内侧头的隆起处,为脾经穴,精血同源,使血旺则精足。

土穴太白:位于第1跖骨小头后缘,赤白肉际凹陷处,属足太阴脾经输穴和原穴,为太阴脾之经气和元气所注之所。

左金右木穴环跳:在股外侧部,侧卧屈股,当股骨大转子最凸点与骶管裂孔连线的外1/3与中1/3交点处,为胆经穴,主治腰髋关节疼痛。

左金右木穴肾俞:位于第2腰椎棘突下,后正中线旁开1.5寸处,属足太阳膀胱经,肾之背俞穴,为肾之经气输注之处,主治腰痛。

水穴命门:在腰部后正中线上,第2腰椎棘突下凹陷中,属督脉,可通督脉经气,主治腰脊强痛。

以上诸穴,金、木、水、土相配,以后天养先天,以先天助后天,为治肝肾不足腰痛之方。

【操作】 木穴气海、木穴血海、木穴右环跳、木穴右肾俞、水穴命门,性质属木、属水,为放穴,施以泻法。

金穴膻中、左环跳、左肾俞,性质属金,为收穴,施以补法。

土穴百会,足三里,三阴交,太白,性质属土,为生长之穴,施以平补平泻法。

4.肾阴不足证(缓解期) 处方选穴参考缓解期肾阳亏虚证,操作时需加强滋阴之穴力度。

5.筋骨失养证(马尾神经受压) 处方选穴参考缓解期肾阳亏虚证,操作时需加强各穴力度。

(六)腰肌劳损

腰肌劳损是引起慢性腰痛的常见疾患之一,临床缓慢起病,表现为腰部酸痛,病程缠绵,阴雨天气或劳动之后酸痛常常加重,适当休息可以缓解,又被称为"功能性腰痛""腰背部肌筋膜炎"等。其主要病变在腰背肌纤维、筋膜等软组织,多见于青壮年,外伤史不

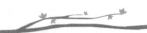

明显,常与职业和工作环境有一定关系。

常见中医辨证分型包括外感风寒湿邪,内伤肾之精气,外伤筋骨血脉,肾虚血瘀寒凝所导致的寒湿腰痛、肾虚腰痛、气滞血瘀腰痛、肾虚血瘀腰痛四型。

1. 寒湿阻络证

(1)临床表现:痛处怕冷喜暖,或坠胀酸重,腰部有如坐水中之感,疼痛常与天气变化有关。

(2)治疗方法:散寒除湿,温通经脉。

(3)张氏经络收放疗法

【处方】 木穴(气海),火穴(关元),土穴(太溪),土穴(委中),金穴(左环跳),木穴(右环跳),金穴(左肾俞),木穴(右肾俞),水穴(命门)。

【方解】 木穴气海:在下腹部,前正中线上,当脐中下 1.5 寸,隶属任脉,为肓之原穴,有温阳益肾之功。

火穴关元:在下腹部前正中线上,当脐中下 3 寸,隶属任脉,为小肠募穴,有温阳益肾之功。

土穴太溪:在足内侧内踝后方,当内踝尖与跟腱之间的凹陷处,为肾经输穴、原穴,有温肾养气之功。

土穴委中:在腘横纹中点,当股二头肌腱与半腱肌腱的中间,为膀胱经合穴,膀胱的下合穴,主治腰背痛。

左金右木穴环跳:在股外侧部,侧卧屈股,当股骨大转子最凸点与骶管裂孔连线的外1/3 与中 1/3 交点处,为胆经穴,主治腰髋关节疼痛。

左金右木穴肾俞:位于第 2 腰椎棘突下,后正中线旁开 1.5 寸处,属足太阳膀胱经,肾之背俞穴,为肾之经气输注之处,主治腰痛。

水穴命门:在腰部后正中线上,第 2 腰椎棘突下凹陷中,属督脉,可通督脉经气,主治腰脊强痛。

以上诸穴,金、木、水、火、土相配,可温补肾阳,散寒除湿,有壮腰强筋之功,为治寒湿腰痛之要方。

【操作】 木穴气海、木穴右环跳、木穴右肾俞、水穴命门,性质属木、属水,为放穴,施以泻法。

金穴左环跳、金穴左肾俞、火穴关元,性质属金、属火,为收穴,施以补法。

土穴太溪、委中,性质属土,为生长之穴,施以平补平泻法。

2. 肝肾不足证

(1)临床表现:腰痛以酸软为主,喜按喜揉,腿膝无力,遇劳则甚,卧则减轻,常反复发作。

(2)治疗方法:培补肾元,通脉止痛。

(3)张氏经络收放疗法

【处方】 土穴(百会),金穴(膻中),木穴(气海),土穴(足三里),土穴(三阴交),木

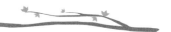

穴(血海),土穴(太白),金穴(左环跳),木穴(右环跳),金穴(左肾俞),木穴(右肾俞),水穴(命门)。

【方解】　土穴百会:位于后发际正中直上 7 寸,当头部正中线与两耳尖连线的交点处,属督脉,升举阳气。

金穴膻中:在胸部,当前正中线上,平第 4 肋间,两乳头连线的中点,属任脉,为心包募穴、八会穴之气会,可补一身之元气。

木穴气海:在下腹部,前正中线上,当脐中下 1.5 寸,属任脉,为肓之原穴,可补肾气,固先天之本。

土穴足三里:位于犊鼻穴下 3 寸,胫骨前嵴外一横指处,属足阳明胃经合穴,胃之下合穴,可补益后天脾胃之气血。

土穴三阴交:位于内踝尖上 3 寸,胫骨内侧面后缘,属足太阴脾经,与足三里相配,为补中焦脾胃之要穴,以后天资先天。

木穴血海:屈膝时,在髌骨内上缘上 2 寸,当股四头肌内侧头的隆起处,为脾经穴,精血同源,使血旺则精足。

土穴太白:位于第 1 跖骨小头后缘,赤白肉际凹陷处,属足太阴脾经输穴和原穴,为太阴脾之经气和元气所注之所。

左金右木穴环跳:在股外侧部,侧卧屈股,当股骨大转子最凸点与骶管裂孔连线的外 1/3 与中 1/3 交点处,为胆经穴,主治腰髋关节疼痛。

左金右木穴肾俞:位于第 2 腰椎棘突下,后正中线旁开 1.5 寸处,属足太阳膀胱经,肾之背俞穴,为肾之经气输注之处,主治腰痛。

水穴命门:在腰部后正中线上,第 2 腰椎棘突下凹陷中,属督脉,可通督脉经气,主治腰脊强痛。

以上诸穴,金、木、水、土相配,以后天养先天,以先天助后天,为治肝肾不足腰痛之方。

【操作】　木穴气海、木穴血海、木穴右环跳、木穴右肾俞、水穴命门,性质属木、属水,为放穴,施以泻法。

金穴膻中、左环跳、左肾俞,性质属金,为收穴,施以补法。

土穴百会,足三里,三阴交,太白,性质属土,为生长之穴,施以平补平泻法。

3.气滞血瘀证

(1)临床表现:若因外伤引起者,则痛有定处,其部位或在一侧,或在腰背,按之则痛甚,转则俯仰不利,为气滞血瘀所致。

(2)治疗方法:活血化瘀,行气止痛。

(3)张氏经络收放疗法

【处方】　木穴(后溪),土穴(神门),水穴(尺泽),土穴(章门),土穴(神阙),土穴(太溪),金穴(至阴),木穴(隐白),木穴(大敦),木穴(梁丘),土穴(伏兔),金穴(左肾俞),木穴(右肾俞),金穴(左环跳),木穴(右环跳),水穴(命门)。

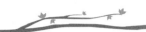

【方解】 木穴后溪:在手掌尺侧,微握拳第5指掌关节后尺侧的远侧掌横纹头、赤白肉际处,为手太阳小肠经输穴,八脉交会穴,通于督脉,手太阳小肠经气所注之处,可通手太阳小肠和督脉经气,主治腰背痛。

土穴神门:位于腕横纹尺侧端,尺侧腕屈肌腱的桡侧凹陷处,属心经输穴、原穴,可通心之元气。

水穴尺泽:位于肘横纹中肱二头肌腱的桡侧凹陷处,属手太阴经合穴,为手太阴经气所盛之处,可开宣肺气。

土穴章门:在侧腹部当第11肋游离端的下方,属足厥阴肝经,为脾之募穴、八会穴之脏会,可调五脏气血。

土穴神阙:位于脐窝中央,属任脉,可扶阳气,通血脉。

土穴太溪:位于内踝高点与跟腱后缘连线的中点凹陷处,属足少阴肾经输穴和原穴,为少阴肾经气所注和元气经过和留止的部位。

金穴至阴:在足小趾末节外侧,趾甲根角旁0.1寸处。

木穴隐白:位于足大趾内侧,趾甲根角旁0.1寸处,属足太阴脾经井穴,可激发足太阴脾经气,以通太阴脾经。

木穴大敦:在足大趾末节外侧,趾甲根角旁0.1寸处,为肝经井穴,可调理肝之经气。

木穴梁丘:屈膝时,在髂前上棘与髌骨外上缘连线上,髌骨外上缘上3寸处,为胃经郄穴,是阳明胃经经气深集的部位,主治急性疼痛性疾病。

土穴伏兔:在髂前上棘与髌骨外上缘连线上,髌骨外上缘上6寸处,属足阳明胃经,通之以通阳明。

左金右木穴肾俞:位于第2腰椎棘突下,后正中线旁开1.5寸处,属足太阳膀胱经,肾之背俞穴,为肾之经气输注之处,主治腰痛。

左金右木穴环跳:在股外侧部,侧卧屈股,当股骨大转子最凸点与骶管裂孔连线的外1/3与中1/3交点处,为胆经穴,主治腰髋关节疼痛。

水穴命门:在腰部后正中线上,第2腰椎棘突下凹陷中,属督脉可通督脉经气,主治腰脊强痛。

以上诸穴,金、木、水、土相配,活血理气,为治血瘀兼气滞之要方。

【操作】 土穴神门、章门、神阙、太溪、伏兔,性质属土,为生长之穴,施以平补平泻法。

水穴尺泽、木穴后溪、木穴隐白、木穴大敦、水穴命门、木穴梁丘、木穴右环跳、木穴右肾俞,性质属木、属水,为放穴,施以泻法。

金穴至阴、左环跳、左肾俞,性质属金,为收穴,施以补法。

4.肾虚血瘀证 处方选穴参考"寒湿阻络证",操作时加强温肾之穴的力度。

(七)腰棘间韧带损伤

腰棘间韧带损伤主要是指由于腰椎棘突之间的韧带发生变性、撕裂或松弛,从而产生慢性腰部疼痛的一类病证。腰棘间韧带是一种致密的胶原结缔组织,其功能是将相邻

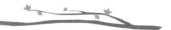

的棘突连接在一起,靠其韧力来加强脊柱的稳定性。

正常情况下,腰棘间韧带可以辅助棘上韧带与黄韧带,以限制脊柱过度前屈活动,由于骶棘肌的保护而不易受损。然而,因其变性或过于牵伸,亦常常受累,从而导致损伤。常见中医辨证分型包括肾阳亏虚证、肾阴不足证、气滞血瘀证三型。

1. 肾阳亏虚证

(1)临床表现:表现为腰背疼痛,绵绵不休,下肢酸软,不能久站,小便清白,形寒脉虚。

(2)治疗方法:温补肾阳,通脉止痛。

(3)张氏经络收放疗法

【处方】 土穴(百会),金穴(膻中),木穴(气海),土穴(足三里),土穴(三阴交),木穴(血海),土穴(太白),金穴(左环跳),木穴(右环跳),金穴(左肾俞),木穴(右肾俞),水穴(命门)。

【方解】 土穴百会:位于后发际正中直上 7 寸,当头部正中线与两耳尖连线的交点处,属督脉,升举阳气。

金穴膻中:在胸部,当前正中线上,平第 4 肋间,两乳头连线的中点,属任脉,为心包募穴、八会穴之气会,可补一身之元气。

木穴气海:在下腹部,前正中线上,当脐中下 1.5 寸,属任脉,为肓之原穴,可补肾气,固先天之本。

土穴足三里:位于犊鼻穴下 3 寸,胫骨前嵴外一横指处,属足阳明胃经合穴,胃之下合穴,可补益后天脾胃之气血。

土穴三阴交:位于内踝尖上 3 寸,胫骨内侧面后缘,属足太阴脾经,与足三里相配,为补中焦脾胃之要穴,以后天资先天。

木穴血海:屈膝时,在髌骨内上缘上 2 寸,当股四头肌内侧头的隆起处,为脾经穴,精血同源,使血旺则精足。

土穴太白:位于第 1 跖骨小头后缘,赤白肉际凹陷处,属足太阴脾经输穴和原穴,为太阴脾之经气和元气所注之所。

左金右木穴环跳:在股外侧部,侧卧屈股,当股骨大转子最凸点与骶管裂孔连线的外 1/3 与中 1/3 交点处,为胆经穴,主治腰髋关节疼痛。

左金右木穴肾俞:位于第 2 腰椎棘突下,后正中线旁开 1.5 寸处,属足太阳膀胱经,肾之背俞穴,为肾之经气输注之处,主治腰痛。

水穴命门:在腰部后正中线上,第 2 腰椎棘突下凹陷中,属督脉,可通督脉经气,主治腰脊强痛。

以上诸穴,金、木、水、土相配,以后天养先天,以先天助后天,为治肝肾不足腰痛之方。

【操作】 木穴气海、木穴血海、木穴右环跳、木穴右肾俞、水穴命门,性质属木、属水,为放穴,施以泻法。

金穴膻中、左环跳、左肾俞,性质属金,为收穴,施以补法。

土穴百会,足三里,三阴交,太白,性质属土,为生长之穴,施以平补平泻法。

2.肾阴不足证 临床表现为腰背疼痛,绵绵不休,下肢酸软,不能久站,五心烦热,舌红少苔,脉象细数。处方选穴参考肾阳亏虚证,操作时需加强滋阴之穴力度。

3.气滞血瘀证

(1)临床表现:有外伤病史,腰部疼痛,痛有定处,其部位或在一侧,或在腰背,按之则痛甚,转则俯仰不利,为气滞血瘀所致。

(2)治疗方法:活血化瘀,行气止痛。

(3)张氏经络收放疗法

【处方】 木穴(后溪),土穴(神门),水穴(尺泽),土穴(章门),土穴(神阙),土穴(太溪),金穴(至阴),木穴(隐白),木穴(大敦),木穴(梁丘),土穴(伏兔),金穴(左肾俞),木穴(右肾俞),金穴(左环跳),木穴(右环跳),水穴(命门)。

【方解】 木穴后溪:在手掌尺侧,微握拳第5指掌关节后尺侧的远侧掌横纹头、赤白肉际处,为小肠经输穴,八脉交会穴,通于督脉,手太阳小肠经经气所注之处,可通手太阳小肠和督脉经气,主治腰背痛。

土穴神门:位于腕横纹尺侧端,尺侧腕屈肌腱的桡侧凹陷处,属手少阴心经输穴、原穴,可通心之元气。

水穴尺泽:位于肘横纹中肱二头肌腱的桡侧凹陷处,属手太阴经合穴,为手太阴经气所盛之处,可开宣肺气。

土穴章门:在侧腹部当第11肋游离端的下方,属足厥阴肝经,为脾之募穴、八会穴之脏会,可调五脏气血。

土穴神阙:位于脐窝中央,属任脉,可扶阳气,通血脉。

土穴太溪:位于内踝高点与跟腱后缘连线的中点凹陷处,属足少阴肾经输穴和原穴,为少阴肾经气所注和元气经过以及留止的部位。

金穴至阴:在足小趾末节外侧,趾甲根角旁0.1寸处。

木穴隐白:位于足大趾内侧,趾甲根角旁0.1寸处,属足太阴脾经井穴,可激发足太阴脾经气,以通太阴脾经。

木穴大敦:在足大趾末节外侧,趾甲根角旁0.1寸处,为肝经井穴,可调理肝之经气。

木穴梁丘:屈膝时,在髂前上棘与髌骨外上缘连线上,髌骨外上缘上3寸处,为胃经郄穴,是阳明胃经气深集的部位,主治急性疼痛性疾病。

土穴伏兔:在髂前上棘与髌骨外上缘连线上,髌骨外上缘上6寸处,为胃经穴,通之以通阳明。

左金右木穴肾俞:位于第2腰椎棘突下,后正中线旁开1.5寸处,属足太阳膀胱经,肾之背俞穴,为肾之经气输注之处,主治腰痛。

左金右木穴环跳:在股外侧部,侧卧屈股,当股骨大转子最凸点与骶管裂孔连线的外1/3与中1/3交点处,为胆经穴,主治腰髋关节疼痛。

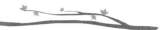

水穴命门:在腰部后正中线上,第2腰椎棘突下凹陷中,属督脉可通督脉经气,主治腰脊强痛。

以上诸穴,金、木、水、土相配,活血理气,为治血瘀兼气滞之要方。

【操作】　土穴神门、章门、神阙、太溪、伏兔,性质属土,为生长之穴,施以平补平泻法。

水穴尺泽、木穴后溪、木穴隐白、木穴大敦、水穴命门、木穴梁丘、木穴右环跳、木穴右肾俞,性质属木、属水,为放穴,施以泻法。

金穴至阴、左环跳、左肾俞,性质属金,为收穴,施以补法。

(八)腰椎横突综合征

腰椎横突综合征是以第3腰椎横突部位明显压痛为特点的慢性腰痛,多发生于第3腰椎,亦称"第三腰椎横突周围炎""第三腰椎横突滑囊炎"。本病多见于青壮年,大多数患者有扭伤史。

突然弯腰,或长期弯腰工作时,腰背部肌肉收缩可使肥大的横突周围软组织被牵拉,此时附于横突上的深筋膜容易被撕裂,从而造成慢性纤维组织炎性变化或肌疝。部分患者可因肌肉上下滑动于第3腰椎横突,形成保护性滑囊,然而一旦发生炎性变化,即产生局部疼痛。

常见中医辨证分型包括外感风寒湿邪,内伤肾之精气,外伤筋骨血脉,肾虚血瘀寒凝,所导致的寒湿阻络、肝肾不足、气滞血瘀、肾虚血瘀四型。

1.寒湿阻络证

(1)临床表现:痛处怕冷喜暖,或坠胀酸重,腰部有如坐水中之感,疼痛常与天气变化有关。

(2)治疗方法:散寒除湿,温通经脉。

(3)张氏经络收放疗法

【处方】　木穴(气海),火穴(关元),土穴(太溪),土穴(委中),金穴(左环跳),木穴(右环跳),水穴(命门),金穴(左肾俞),木穴(右肾俞)。

【方解】　木穴气海:在下腹部,前正中线上,当脐中下1.5寸,隶属任脉,为肓之原穴,有温阳益肾之功。

火穴关元:在下腹部前正中线上,当脐中下3寸,隶属任脉,为小肠募穴,有温阳益肾之功。

土穴太溪:在足内侧内踝后方,当内踝尖与跟腱之间的凹陷处,为足少阴肾经输穴、原穴,有温肾养气之功。

土穴委中:在腘横纹中点,当股二头肌腱与半腱肌腱的中间,为膀胱经合穴,膀胱的下合穴,主治腰背痛。

左金右木穴环跳:在股外侧部,侧卧屈股,当股骨大转子最凸点与骶管裂孔连线的外1/3与中1/3交点处,为胆经穴,主治腰髋关节疼痛。

左金右木穴肾俞:位于第2腰椎棘突下,后正中线旁开1.5寸处,属足太阳膀胱经,肾

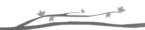

之背俞穴,为肾之经气输注之处,主治腰痛。

水穴命门:在腰部后正中线上,第2腰椎棘突下凹陷中,属督脉,可通督脉经气,主治腰脊强痛。

以上诸穴,金、木、水、火、土相配,可温补肾阳,散寒除湿,有壮腰强筋之功,为治寒湿腰痛之要方。

【操作】 木穴气海、木穴右环跳、木穴右肾俞、水穴命门,性质属木、属水,为放穴,施以泻法。

金穴左环跳,金穴左肾俞,火穴关元,性质属金、属火,为收穴,施以补法。

土穴太溪、委中,性质属土,为生长之穴,施以平补平泻法。

2.肝肾不足证

(1)临床表现:腰痛以酸软为主,喜按喜揉,腿膝无力,遇劳则甚,卧则减轻,常反复发作。

(2)治疗方法:培补肾元,通脉止痛。

(3)张氏经络收放疗法

【处方】 土穴(百会),金穴(膻中),木穴(气海),土穴(足三里),土穴(三阴交),木穴(血海),土穴(太白),金穴(左环跳),木穴(右环跳),金穴(左肾俞),木穴(右肾俞),水穴(命门)。

【方解】 土穴百会:位于后发际正中直上7寸,当头部正中线与两耳尖连线的交点处,属督脉,升举阳气。

金穴膻中:在胸部,当前正中线上,平第4肋间,两乳头连线的中点,属任脉,为心包募穴和八会穴之气会,可补一身之元气。

木穴气海:在下腹部,前正中线上,当脐中下1.5寸,属任脉,为肓之原穴,可补肾气,固先天之本。

土穴足三里:位于犊鼻穴下3寸,胫骨前嵴外一横指处,属胃经合穴,胃之下合穴,可补益后天脾胃之气血。

土穴三阴交:位于内踝尖上3寸,胫骨内侧面后缘,属足太阴脾经,与足三里相配,为补中焦脾胃之要穴,以后天资先天。

木穴血海:屈膝时,在髌骨内上缘上2寸,当股四头肌内侧头的隆起处,为脾经穴,精血同源,使血旺则精足。

土穴太白:位于第1跖骨小头后缘,赤白肉际凹陷处,属足太阴脾经输穴和原穴,为太阴脾之经气和元气所注之所。

左金右木穴环跳:在股外侧部,侧卧屈股,当股骨大转子最凸点与骶管裂孔连线的外1/3与中1/3交点处,为胆经穴,主治腰髋关节疼痛。

左金右木穴肾俞:位于第2腰椎棘突下,后正中线旁开1.5寸处,属足太阳膀胱经,肾之背俞穴,为肾之经气输注之处,主治腰痛。

水穴命门:在腰部后正中线上,第2腰椎棘突下凹陷中,属督脉,可通督脉经气,主治

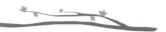

腰脊强痛。

以上诸穴,金、木、水、土相配,以后天养先天,以先天助后天,为治肝肾不足腰痛之方。

【操作】　木穴气海、木穴血海、木穴右环跳、木穴右肾俞、水穴命门,性质属木、属水,为放穴,施以泻法。

金穴膻中、左环跳、左肾俞,性质属金,为收穴,施以补法。

土穴百会,足三里,三阴交,太白,性质属土,为生长之穴,施以平补平泻法。

3.气滞血瘀证

(1)临床表现:若因外伤引起者,则痛有定处,其部位或在一侧,或在腰背,按之则痛甚,转侧俯仰不利,为气滞血瘀所致。

(2)治疗方法:活血化瘀,行气止痛。

(3)张氏经络收放疗法

【处方】　木穴(后溪),土穴(神门),水穴(尺泽),土穴(章门),土穴(神阙),土穴(太溪),金穴(至阴),木穴(隐白),木穴(大敦),木穴(梁丘),土穴(伏兔),金穴(左肾俞),木穴(右肾俞),金穴(左环跳),木穴(右环跳),水穴(命门)。

【方解】　木穴后溪:在手掌尺侧,微握拳第5指掌关节后尺侧的远侧掌横纹头、赤白肉际处,为小肠经输穴,八脉交会穴,通于督脉,可通手太阳小肠和督脉经气,主治腰背痛。

土穴神门:位于腕横纹尺侧端,尺侧腕屈肌腱的桡侧凹陷处,属心经输穴、原穴,可通心之元气。

水穴尺泽:位于肘横纹中肱二头肌腱的桡侧凹陷处,属手太阴经合穴,为手太阴经气所盛之处,可开宣肺气。

土穴章门:在侧腹部当第11肋游离端的下方,属足厥阴肝经,为脾之募穴和八会穴之脏会,可调五脏气血。

土穴神阙:位于脐窝中央,属任脉,可扶阳气,通血脉。

土穴太溪:位于内踝高点与跟腱后缘连线的中点凹陷处,属足少阴肾经输穴、原穴,为少阴肾经气所注和元气经过和留止的部位。

金穴至阴:在足小趾末节外侧,趾甲根角旁0.1寸处。

木穴隐白:位于足大趾内侧,趾甲根角旁0.1寸处,属足太阴脾经井穴,可激发足太阴脾经气,以通太阴脾经。

木穴大敦:在足大趾末节外侧,趾甲根角旁0.1寸处,为肝经井穴,可调理肝之经气。

木穴梁丘:屈膝时,在髂前上棘与髌骨外上缘连线上,髌骨外上缘上3寸处,为胃经郄穴,是阳明胃经深集的部位,主治急性疼痛性疾病。

土穴伏兔:在髂前上棘与髌骨外上缘连线上,髌骨外上缘上6寸处,为胃经穴,通之以通阳明。

左金右木穴肾俞:位于第2腰椎棘突下,后正中线旁开1.5寸处,属足太阳膀胱经,肾

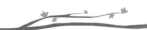

之背俞穴,为肾之经气输注之处,主治腰痛。

左金右木穴环跳:在股外侧部,侧卧屈股,当股骨大转子最凸点与骶管裂孔连线的外1/3与中1/3交点处,属足少阳胆经,主治腰髋关节疼痛。

水穴命门:在腰部后正中线上,第2腰椎棘突下凹陷中,属督脉可通督脉经气,主治腰脊强痛。

以上诸穴,金、木、水、土相配,活血理气,为治血瘀兼气滞之要方。

【操作】 土穴神门、章门、神阙、太溪、伏兔,性质属土,为生长之穴,施以平补平泻法。

水穴尺泽、木穴后溪、木穴隐白、木穴大敦、水穴命门、木穴梁丘、木穴右环跳、木穴右肾俞,性质属木、属水,为放穴,施以泻法。

金穴至阴、左环跳、左肾俞,性质属金,为收穴,施以补法。

4.肾虚血瘀证 处方选穴参考"寒湿阻络证",操作时需加强温肾之穴的力度。

(九)增生性脊柱炎

增生性脊柱炎是一种以软骨退变,骨质增生为主的骨关节炎,亦称"肥大性脊柱炎""老年性脊柱炎""腰椎骨刺"等。本病一般无临床症状,仅有少数患者可出现慢性腰痛,多见于中老年人,男性多于女性,体型肥胖者、体力劳动者及运动员等发病较早。

1.瘀血内阻证

(1)临床表现:慢性腰痛,疼痛不剧烈,仅感到腰部酸痛,活动受限,甚至钝痛不适,或有束缚感,且痛有定处,按之痛甚,此为瘀血内阻所致。

(2)治疗方法:活血化瘀,舒筋活络。

(3)张氏经络收放疗法

【处方】 木穴(后溪),土穴(神门),水穴(尺泽),土穴(章门),土穴(神阙),土穴(太溪),金穴(至阴),木穴(隐白),木穴(大敦),木穴(梁丘),土穴(伏兔),金穴(左肾俞),木穴(右肾俞),金穴(左环跳),木穴(右环跳),水穴(命门)。

【方解】 木穴后溪:在手掌尺侧,微握拳第5指掌关节后尺侧的远侧掌横纹头,赤白肉际处,为小肠经输穴,八脉交会穴,通于督脉,可通手太阳小肠和督脉经气,主治腰背痛。

土穴神门:位于腕横纹尺侧端,尺侧腕屈肌腱的桡侧凹陷处,属手少阴心经输穴、原穴,可通心之元气。

水穴尺泽:位于肘横纹中肱二头肌腱的桡侧凹陷处,属肺经合穴,为手太阴经气所盛之处,可开宣肺气。

土穴章门:在侧腹部当第11肋游离端的下方,属足厥阴肝经,为脾之募穴和八会穴之脏会,可调五脏气血。

土穴神阙:位于脐窝中央,属任脉,可扶阳气,通血脉。

土穴太溪:位于内踝高点与跟腱后缘连线的中点凹陷处,属肾经输穴、原穴,为少阴肾经气所注和元气经过以及留止的部位。

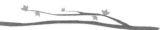

金穴至阴:在足小趾末节外侧,趾甲根角旁 0.1 寸处,属足太阳膀胱经井穴,可激发足太阳膀胱经气,以通太阳膀胱之经。

木穴隐白:位于足大趾内侧,趾甲根角旁 0.1 寸处,属足太阴脾经井穴,可激发足太阴脾经气,以通太阴脾经。

木穴大敦:在足大趾末节外侧,趾甲根角旁 0.1 寸处,为肝经井穴,可调理肝之经气。

木穴梁丘:屈膝时,在髂前上棘与髌骨外上缘连线上,髌骨外上缘上 3 寸处,为胃经郄穴,是阳明胃经气深集的部位,主治急性疼痛性疾病。

土穴伏兔:在髂前上棘与髌骨外上缘连线上,髌骨外上缘上 6 寸处,为胃经穴,通之以通阳明。

左金右木穴肾俞:位于第 2 腰椎棘突下,后正中线旁开 1.5 寸处,属足太阳膀胱经,肾之背俞穴,为肾之经气输注之处,主治腰痛。

左金右木穴环跳:在股外侧部,侧卧屈股,当股骨大转子最凸点与骶管裂孔连线的外 1/3 与中 1/3 交点处,为胆经穴,主治腰、髋关节疼痛。

水穴命门:在腰部后正中线上,第 2 腰椎棘突下凹陷中,属督脉可通督脉经气,主治腰脊强痛。

以上诸穴,金、木、水、土相配,活血理气,为治血瘀兼气滞之要方。

【操作】 土穴神门、章门、神阙、太溪、伏兔,性质属土,为生长之穴,施以平补平泻法。

水穴尺泽、木穴后溪、木穴隐白、木穴大敦、水穴命门、木穴梁丘、木穴右环跳、木穴右肾俞,性质属木、属水,为放穴,施以泻法。

金穴至阴、左环跳、左肾俞,性质属金,为收穴,施以补法。

2. 肝肾不足证

(1)临床表现:腰痛以酸软为主,喜按喜揉,腿膝无力,遇劳则甚,卧则减轻,常反复发作。偏阳虚者,则少腹拘急,面色㿠白,手足不温,少气乏力,舌淡脉沉细;偏阴虚者,则心烦失眠,口燥咽干,面色潮红,手足心热,舌红少苔,脉弦细数,多属于肾虚腰痛的范围。

(2)治疗方法:补益肝肾,通脉止痛。

(3)张氏经络收放疗法

【处方】 土穴(百会),金穴(膻中),木穴(气海),土穴(足三里),土穴(三阴交),木穴(血海),土穴(太白),金穴(左环跳),木穴(右环跳),金穴(左肾俞),木穴(右肾俞),水穴(命门)。

【方解】 土穴百会:位于后发际正中直上 7 寸,当头部正中线与两耳尖连线的交点处,属督脉,升举阳气。

金穴膻中:在胸部,当前正中线上,平第 4 肋间,两乳头连线的中点,属任脉,为心包募穴和八会穴之气会,可补一身之元气。

木穴气海:在下腹部,前正中线上,当脐中下 1.5 寸,属任脉,为肓之原穴,可补肾气,固先天之本。

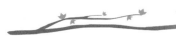

土穴足三里:位于犊鼻穴下 3 寸,胫骨前嵴外一横指处,属胃经合穴,胃之下合穴,可补益后天脾胃之气血。

土穴三阴交:位于内踝尖上 3 寸,胫骨内侧面后缘,属足太阴脾经,与足三里相配,为补中焦脾胃之要穴,以后天资先天。

木穴血海:屈膝时,在髌骨内上缘上 2 寸当股四头肌内侧头的隆起处,为脾经穴,精血同源,使血旺则精足。

土穴太白:位于第 1 跖骨小头后缘,赤白肉际凹陷处,属足太阴脾经输穴和原穴,为太阴脾之经气和元气所注之所。

左金右木穴环跳:在股外侧部,侧卧屈股,当股骨大转子最凸点与骶管裂孔连线的外 1/3 与中 1/3 交点处,为胆经穴,主治腰髋关节疼痛。

左金右木穴肾俞:位于第 2 腰椎棘突下,后正中线旁开 1.5 寸处,属足太阳膀胱经,肾之背俞穴,为肾之经气输注之处,主治腰痛。

水穴命门:在腰部后正中线上,第 2 腰椎棘突下凹陷中属督脉,可通督脉经气,主治腰脊强痛。

以上诸穴,金、木、水、土相配,以后天养先天,以先天助后天,为治肝肾不足腰痛之方。

【操作】 木穴气海、木穴血海、木穴右环跳、木穴右肾俞、水穴命门,性质属木、属水,为放穴,施以泻法。

金穴膻中、左环跳、左肾俞,性质属金,为收穴,施以补法。

土穴百会,足三里,三阴交,太白,性质属土,为生长之穴,施以平补平泻法。

五、膝关节病

膝关节病是以膝关节及其周围组织出现疼痛、肿胀,甚至功能障碍为主要临床表现的病证,多属于中医学"筋"的病变、"痹证"的范畴。现代中医临床多称本病为"膝痹",是以膝部疼痛,或伴有沉重、酸软、肿胀、骨鸣、屈伸不利等为主要表现的病证。

在西医病理学上,本病包括膝关节及周围软组织病变、软骨病变、骨病变及其他疾病所致的膝关节病变。在临床上,包括膝关节脱位、膝关节错缝、髌腱断裂和伸筋装置损伤、膝关节创伤性滑膜炎、膝关节内外侧副韧带损伤、膝交叉韧带断裂、膝关节半月板损伤、髌下脂肪垫损伤、髌前滑囊炎、腘窝囊肿、膝关节骨关节炎、风湿性关节炎和类风湿关节炎的膝关节表现、膝关节结核等。本节主要讨论伤筋所致的各种膝关节疾病。

(一)髌腱断裂和伸筋装置损伤

髌腱断裂属于中医伤科之伤筋疾病,多发于中老年以上的膝关节且伴有新赘生物或劳损的患者,或者已经发生退行性病变的关节。生理上,髌腱属于伸筋装置的组成部分,由股四头肌延展而来,临床上常将髌腱断裂和伸筋装置损伤合并辨证论治。

1.临床表现 遭受暴力或在运动的过程中突然发生膝关节或损伤部位的疼痛,伤膝在疼痛发生的一瞬间即有无力感。症见膝部或损伤部疼痛、肿胀,股四头肌腱膜或髌腱部有局限性压痛和功能障碍。

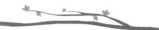

体格检查见膝关节伸膝运动无力。如果在伸膝运动中给予小腿部力量或阻力以抵抗伸膝运动,若膝关节不能伸直或有剧烈的疼痛反应,即是伸膝抗阻力试验阳性。髌腱或股四头肌肌腱断裂者由于近侧端的回缩,可触到有似小结节的感觉,即中医称的"筋结"。断裂束的上方有条索样的感觉即"筋僵",而断处又有空虚感。尤其发生在髌骨表面时,因腱膜、腱纤维断裂的收缩,用指横向触诊,可感觉到腱膜表面不平整。

2.治疗方法　解除痉挛,消肿止痛。

3.张氏经络收放疗法　该疗法具有解除痉挛、消肿镇痛、理筋正骨、滑利关节和分离粘连的作用,主要用于肌腱或肌肉纤维断裂在4周后肿胀消退期,亦可结合其他手法,通过将筋结推展、抚平的方式,来促进膝关节功能的早日恢复。

【处方】　木穴(梁丘),水穴(犊鼻),木穴(血海),水穴(阴陵泉),金穴(鹤顶),金穴(左太冲),木穴(右太冲),水穴(申脉),土穴(三阴交),火穴(解溪),土穴(阳陵泉),土穴(足三里),木穴(膝关),土穴(伏兔),金穴(委阳),土穴(委中)。

【方解】　木穴梁丘:在屈膝位,髂前上棘与髌骨外上缘连线上,髌骨外上缘上2寸处。

水穴犊鼻:在髌韧带外侧凹陷中。

梁丘、犊鼻属足阳明胃经,且梁丘为胃经郄穴,二穴主治膝肿痛、下肢麻痹不遂、屈伸不利之症,用泻法以疏通足阳明经气。

木穴血海:屈膝时,在髌骨内上缘上2寸,当股四头肌内侧头的隆起处。

水穴阴陵泉:位于胫骨内侧髁下方凹陷处。

血海、阴陵泉,属足太阴脾经,且阴陵泉为足太阴脾经合穴,主治膝痛。血海具有活血作用,用泻法以活血止痛。

金穴鹤顶:在膝上部,髌底的中点上方凹陷处,为经外奇穴,用补法,可治膝痛、足胫无力。

左金右木穴太冲:位于足背第1、2跖骨结合部之前凹陷中,为肝经输穴和原穴,用平补平泻法,可激发本经元气,主治下肢痿痹、足跗肿痛。

水穴申脉:位于外踝直下方凹陷中,属足太阳膀胱经穴,为八脉交会穴之一,通于阳跷脉,用泻法可治腰腿酸痛。

土穴三阴交:位于内踝尖上3寸,胫骨内侧面后缘,属足太阴脾经穴,用平补平泻法,可平补肝、脾、肾之阴,主治下肢痿痹。

火穴解溪:位于足背踝关节横纹中央凹陷处,当踇长伸肌腱与趾长伸肌腱之间,为胃经穴,用补法,可治下肢痿痹、踝关节病。

土穴阳陵泉:位于腓骨小头前下方凹陷中,为胆经合穴、胆之下合穴、八会穴之筋会,用平补平泻法,为治疗膝关节病的要穴,可治疗膝肿痛、下肢痿痹麻木。

土穴足三里:位于犊鼻穴下3寸,胫骨前嵴外一横指处,为胃经合穴、胃之下合穴,用平补平泻法,可振奋阳明经气,益气血生化之源,具有益气、活血、止痛之功,主治下肢痿痹。

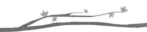

木穴膝关:位于胫骨内上髁后下方,阴陵泉穴后1寸处,属足厥阴肝经,主治膝髌肿痛、下肢痿痹。

土穴伏兔:在髂前上棘与髌骨外上缘连线上,髌骨外上缘上6寸处,为足阳明胃经穴,用平补平泻法,主治下肢痿痹、腰痛膝冷。

金穴委阳:位于腘横纹外侧端,当股二头肌腱的内侧,属足太阳膀胱经穴,为三焦下合穴,可治腰及下肢疼痛。

土穴委中:位于腘横纹中点,当股二头肌腱与半腱肌肌腱的中间处,属膀胱经合穴、膀胱下合穴,用平补平泻法,主治腰背痛、下肢痿痹。

以上诸穴相配,补泻结合,具有益气养血、活血止痛之功,故为治疗膝关节病的主要穴位。

【操作】 木穴梁丘、水穴犊鼻、木穴血海、水穴阴陵泉、木穴右太冲、木穴膝关、水穴申脉,性质属木、属水,为放穴,故施以泻法,以疏通各经气血。

土穴三阴交、阳陵泉、足三里、伏兔、委中,性质属土,施以平补平泻法,以滋助气血。

金穴鹤顶、金穴左太冲、金穴委阳、火穴解溪,性质属金、属火,施以补法,以补气养血,通络止痛。

(二)膝关节创伤性滑膜炎

膝关节创伤性滑膜炎是以膝关节充血、积液为主要临床表现的疾病,中医学属"痹证"范畴,分为急性创伤性和慢性劳损性炎症两种。急性创伤性滑膜炎多为关节积血,多由经脉损伤,气滞血瘀所致,以损伤部位出血为主要临床表现。慢性滑膜炎女性多见,肥胖者更为多见。

1.临床表现　急性损伤表现为膝关节有血肿,血肿多在伤后即时或之后1~2小时内发生,膝及小腿部有大面积的瘀斑。慢性劳损或损伤性膝关节滑膜炎为急性滑膜炎处理不当所致,多为两腿沉重不适,膝部伸屈困难,但被动运动无明显障碍,疼痛不剧烈,局部无红热现象,或伴有膝内翻、膝外翻或其他膝部畸形,或有膝关节骨质增生等。

2.治疗方法　对于慢性滑膜炎,要针对病因进行治疗,尤其是慢性损伤引起的膝滑膜炎,要避免损伤或重复损伤机制的运动。若是运动员,要适当减轻或停止训练。

3.张氏经络收放疗法

【处方】 木穴(梁丘),水穴(犊鼻),金穴(鹤顶),木穴(血海),金穴(左太冲),木穴(右太冲),水穴(申脉),土穴(三阴交),火穴(解溪),土穴(阳陵泉),水穴(阴陵泉),土穴(足三里),木穴(膝关),土穴(伏兔),金穴(委阳),土穴(委中)。

【方解】 木穴梁丘:在屈膝位,髂前上棘与髌骨外上缘连线上,髌骨外上缘上2寸处。

水穴犊鼻:在髌韧带外侧凹陷中。

以上二穴属足阳明胃经穴,且梁丘为胃经郄穴,二穴主治膝肿痛、下肢麻痹不遂、屈伸不利之症,用泻法以疏通足阳明经气。

金穴鹤顶:在膝上部,髌底的中点上方凹陷处,为经外奇穴,用补法,可治膝痛、足胫无力。

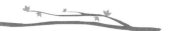

木穴血海:屈膝时,在髌骨内上缘上2寸,当股四头肌内侧头的隆起处,属足太阴脾经。

水穴阴陵泉:位于胫骨内侧髁下方凹陷处,为足太阴脾经合穴。

血海、阴陵泉,属足太阴脾经,且阴陵泉为足太阴脾经合穴,主治膝痛。血海具有活血作用,用泻法以活血止痛。

左金右木穴太冲:位于足背第1、2跖骨结合部之前凹陷中,为肝经输穴、原穴,用平补平泻法,可激发本经元气,主治下肢痿痹、足跗肿痛。

水穴申脉:位于外踝直下方凹陷中,属足太阳膀胱经穴,为八脉交会穴之一,通于阳跷脉,用泻法可治腰腿酸痛。

土穴三阴交:位于内踝尖上3寸,胫骨内侧面后缘,属足太阴脾经穴,用平补平泻法,可平补肝、脾、肾之阴,主治下肢痿痹。

火穴解溪:位于足背踝关节横纹中央凹陷处,当跚长伸肌腱与趾长伸肌腱之间,为胃经穴,用补法,可治下肢痿痹、踝关节病。

土穴阳陵泉:位于腓骨小头前下方凹陷中,为胆经合穴、胆之下合穴、八会穴之筋会,用平补平泻法,为治疗膝关节病的要穴,可治疗膝肿痛、下肢痿痹麻木。

土穴足三里:位于犊鼻穴下3寸,胫骨前嵴外一横指处,为胃经合穴、胃之下合穴,用平补平泻法,可振奋阳明经气,益气血生化之源,具有益气、活血、止痛之功,主治下肢痿痹。

木穴膝关:位于胫骨内上髁后下方,阴陵泉穴后1寸处,属足厥阴肝经,主治膝髌肿痛、下肢痿痹。

土穴伏兔:在髂前上棘与髌骨外上缘连线上,髌骨外上缘上6寸处,为足阳明胃经穴,用平补平泻法,主治下肢痿痹、腰膝膝冷。

金穴委阳:位于腘横纹外侧端,当股二头肌腱的内侧,属足太阳膀胱经穴,为三焦下合穴,可治腰及下肢疼痛。

土穴委中:位于腘横纹中点,当股二头肌腱与半腱肌肌腱的中间处,属膀胱经合穴、膀胱下合穴,用平补平泻法,主治腰背痛、下肢痿痹。

以上诸穴相配,补泻结合,具有益气养血、活血止痛之功,故为治疗膝关节病的主要穴位。

【操作】　木穴梁丘、水穴犊鼻、木穴血海、水穴阴陵泉、木穴右太冲、木穴膝关、水穴申脉,性质属木、属水,为放穴,故施以泻法,以疏通各经气血。

土穴三阴交、阳陵泉、足三里、伏兔、委中,性质属土,施以平补平泻法,以滋助气血。

金穴鹤顶、金穴左太冲、金穴委阳、火穴解溪,性质属金、属火,施以补法,以补气养血,通络止痛。

（三）膝关节内外侧副韧带损伤

中医学称膝关节为"膝髌",是人体行走、站立之主要负重之骱,骨骱为筋之会,而膝髌有筋之府之称,可见筋在膝髌的构成中是极为重要的。膝髌之内、外侧副韧带在维持、

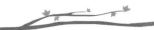

保护膝髌的稳定性,以及促进膝的屈伸运动等方面起着重要的作用。膝部伤筋以侧副韧带为多见,侧副韧带中又以内侧副韧带损伤最为多见。

1. 临床表现　膝关节内侧韧带损伤后,膝关节呈半屈曲位,即约呈135°。主动或被动活动都不能伸直或屈曲,关节局部肿胀,皮下瘀血,继而出现广泛性的膝及膝下部位的瘀斑,膝内侧压痛明显,小腿外展时其痛加重。

2. 治疗方法　张氏经络收放疗法主要用于损伤较轻患者的治疗,或者损伤后期通过收放疗法以阻止肌肉粘连。

3. 张氏经络收放疗法

【处方】　木穴(梁丘),水穴(犊鼻),金穴(鹤顶),木穴(血海),金穴(左太冲),木穴(右太冲),水穴(申脉),土穴(三阴交),火穴(解溪),土穴(阳陵泉),水穴(阴陵泉),土穴(足三里),木穴(膝关),土穴(伏兔),金穴(委阳),土穴(委中)。

【方解】　木穴梁丘:在屈膝位,髂前上棘与髌骨外上缘连线上,髌骨外上缘上2寸处。

水穴犊鼻:在髌韧带外侧凹陷中。

以上二穴属足阳明胃经穴,且梁丘为胃经郄穴,二穴主治膝肿痛、下肢麻痹不遂、屈伸不利之症,用泻法以疏通足阳明经气。

金穴鹤顶:在膝上部,髌底的中点上方凹陷处,为经外奇穴,用补法,可治膝痛、足胫无力。

木穴血海:屈膝时,在髌骨内上缘上2寸,当股四头肌内侧头的隆起处。

水穴阴陵泉:位于胫骨内侧髁下方凹陷处。

血海、阴陵泉,属足太阴脾经,血海具有活血作用,用泻法以活血止痛,阴陵泉为足太阴脾经合穴,主治膝痛。

左金右木穴太冲:位于足背第1、2跖骨结合部之前凹陷中,为足厥阴肝经输穴和原穴,用平补平泻法,可激发本经元气,主治下肢痿痹、足跗肿痛。

水穴申脉:位于外踝直下方凹陷中,属足太阳膀胱经穴,为八脉交会穴之一,通于阳跷脉,用泻法可治腰腿酸痛。

土穴三阴交:位于内踝尖上3寸,胫骨内侧面后缘,属足太阴脾经穴,与足厥阴肝经和足少阴肾经交于此穴,用平补平泻法,可平补肝、脾、肾之阴,主治下肢痿痹。

火穴解溪:位于足背踝关节横纹中央凹陷处,当跨长伸肌腱与趾长伸肌腱之间,为足阳明胃经穴,用补法,可治下肢痿痹、踝关节病。

土穴阳陵泉:位于腓骨小头前下方凹陷中,为足少阳胆经合穴、胆之下合穴、八会穴之筋会,用平补平泻法,为治疗膝关节病的要穴,可治疗膝肿痛、下肢痿痹麻木。

土穴足三里:位于犊鼻穴下3寸,胫骨前嵴外一横指处,为足阳明胃经合穴、胃之下合穴,用平补平泻法,可振奋阳明经气,益气血生化之源,具有益气、活血、止痛之功,主治下肢痿痹。

木穴膝关:位于胫骨内上髁后下方,阴陵泉穴后1寸处,属足厥阴肝经,主治膝髌肿

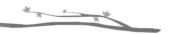

痛、下肢痿痹。

土穴伏兔：在髂前上棘与髌骨外上缘连线上，髌骨外上缘上 6 寸处，为足阳明胃经穴，用平补平泻法，主治下肢痿痹、腰痛膝冷。

金穴委阳：位于腘横纹外侧端，当股二头肌腱的内侧，属足太阳膀胱经穴，为三焦下合穴，用补法，可治腰脊强痛、腿足挛痛。

土穴委中：位于腘横纹中点，当股二头肌腱与半腱肌肌腱的中间处，属足太阳膀胱经合穴、膀胱下合穴，用平补平泻法，主治腰背痛、下肢痿痹。

以上诸穴相配，补泻结合，具有益气养血、活血止痛之功，故为治疗膝关节病的主要穴位。

【操作】　木穴梁丘、水穴犊鼻、木穴血海、木穴右太冲、水穴阴陵泉、木穴膝关、水穴申脉，性质属木、属水，为放穴，故施以泻法，以疏通各经气血。

土穴三阴交、阳陵泉、足三里、伏兔、委中，性质属土，施以平补平泻法，以滋助气血。

金穴鹤顶、金穴左太冲、金穴委阳、火穴解溪，性质属金、属火，施以补法，以补气养血，通络止痛。

（四）膝交叉韧带断裂

膝交叉韧带包括前交叉韧带和后交叉韧带两条，相当于中医学"骨骺"的"内连筋"，即组成关节上下两端的连接之筋。交叉韧带深居于关节内，周围有其他韧带和肌腱保护，故不易单独受伤，往往为合并损伤。

在临床上，前交叉韧带的损伤远多于后交叉韧带，如膝受外展力的作用引起内侧韧带断裂，合并前交叉韧带断裂；或腿处于伸直位，暴力使胫骨向前滑脱和股骨向后滑脱的损伤，都可引起前交叉韧带的损伤或断裂。后交叉韧带损伤多在屈膝位胫骨被猛力向后推时，可能造成后交叉韧带的损伤有时合并膝后脱位，交叉韧带断裂多在起止点，或起止点的撕脱骨折，在中间部位断裂的较少见。

1. 临床表现　交叉韧带的损伤常是复合损伤中的一部分，有明显的外伤史，一般伤后立即感觉关节有错动感、组织有撕裂感及疼痛，关节内积血，伴有功能障碍。

2. 治疗方法　一般怀疑有交叉韧带损伤断裂时，首先必须进行保守治疗，用石膏托将膝关节固定于 140°～150°位，使韧带处于松弛状态，以便修复，同时进行股部肌肉的锻炼，若是单纯的韧带损伤断裂者，可以保守治疗，一般不影响生活、工作。张氏经络收放疗法可用于促进该病膝关节功能的恢复。

3. 张氏经络收放疗法

【处方】　木穴（梁丘），水穴（犊鼻），金穴（鹤顶），木穴（血海），金穴（左太冲），木穴（右太冲），水穴（申脉），土穴（三阴交），火穴（解溪），土穴（阳陵泉），水穴（阴陵泉），土穴（足三里），木穴（膝关），土穴（伏兔），金穴（委阳），土穴（委中）。

【方解】　木穴梁丘：在屈膝位，髂前上棘与髌骨外上缘连线上，髌骨外上缘上 2 寸。

水穴犊鼻：在髌韧带外侧凹陷中。

以上二穴属足阳明胃经穴，且梁丘为胃经郄穴，二穴主治膝肿痛、下肢麻痹不遂、屈

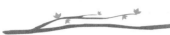

伸不利之症,用泻法以疏通足阳明经气。

金穴鹤顶:在膝上部,髌底的中点上方凹陷处,为经外奇穴,用补法,可治膝痛、足胫无力。

木穴血海:屈膝时,在髌骨内上缘上 2 寸,当股四头肌内侧头的隆起处。水穴阴陵泉,位于胫骨内侧髁下方凹陷处。血海、阴陵泉,属足太阴脾经,且阴陵泉为足太阴脾经合穴,主治膝痛,血海具有活血作用,用泻法以活血止痛。

左金右木穴太冲:位于足背第 1、2 跖骨结合部之前凹陷中,为足厥阴肝经输穴和原穴,用平补平泻法,可激发本经元气,主治下肢痿痹、足跗肿痛。

水穴申脉:位于外踝直下方凹陷中,属足太阳膀胱经穴,为八脉交会穴之一,通于阳蹻脉,用泻法可治腰腿酸痛。

土穴三阴交:位于内踝尖上 3 寸,胫骨内侧面后缘,属足太阴脾经穴,与足厥阴肝经和足少阴肾经交于此穴,用平补平泻法,可平补肝、脾、肾之阴,主治下肢痿痹。

火穴解溪:位于足背踝关节横纹中央凹陷处,当拇长伸肌腱与趾长伸肌腱之间,为足阳明胃经穴,用补法,可治下肢痿痹,踝关节病。

土穴阳陵泉:位于腓骨小头前下方凹陷中,为足少阳胆经合穴、胆之下合穴、八会穴之筋会,用平补平泻法,为治疗膝关节病的要穴,可治疗膝肿痛、下肢痿痹麻木。

土穴足三里:位于犊鼻穴下 3 寸,胫骨前嵴外一横指处,为足阳明胃经合穴、胃之下合穴,用平补平泻法,可振奋阳明经气,益气血生化之源,具有益气、活血、止痛之功,主治下肢痿痹。

木穴膝关:位于胫骨内上髁后下方,阴陵泉穴后 1 寸处,属足厥阴肝经,主治膝髌肿痛、下肢痿痹。

土穴伏兔:在髂前上棘与髌骨外上缘连线上,髌骨外上缘上 6 寸处,为足阳明胃经穴,用平补平泻法,主治下肢痿痹、腰痛膝冷。

金穴委阳:位于腘横纹外侧端,当股二头肌腱的内侧,属足太阳膀胱经穴,为三焦下合穴,用补法,可治腰脊强痛、腿足挛痛。

土穴委中:位于腘横纹中点,当股二头肌腱与半腱肌肌腱的中间处,属足太阳膀胱经合穴、膀胱下合穴,用平补平泻法,主治腰背痛、下肢痿痹。

以上诸穴相配,补泻结合,具有益气养血、活血止痛之功,故为治疗膝关节病的主要穴位。

【操作】 木穴梁丘、水穴犊鼻、木穴血海、木穴右太冲、水穴阴陵泉、木穴膝关、水穴申脉,性质属木、属水,为放穴,故施以泻法,以疏通各经气血。

土穴三阴交、阳陵泉、足三里、伏兔、委中,性质属土,施以平补平泻法,以滋助气血。

金穴鹤顶、金穴左太冲、金穴委阳、火穴解溪,性质属金、属火,施以补法,以补气养血,通络止痛。

(五)半月板损伤

半月板的内缘薄而外缘厚,起着加深关节,增加稳定性和接触面的作用,同时,半月

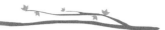

板深入关节内,分隔于关节面,有缓和关节的冲力,减轻关节的相互磨损,均匀分布关节液的作用,类似于中医学的"吞口筋"。

正常情况下的半月板紧紧黏合在胫骨平台的关节面上,膝关节在运动的过程中是不移动的,只有在膝关节屈曲135°时,关节做内旋或外旋运动,半月板才有轻微的移动,为半月板在这一体位上容易受伤的主要原因。如篮球运动员在转身跳跃投篮时,旋转动作在一瞬间完成,具有强大的爆发力,易使半月板损伤。长期的蹲位劳作,易使半月板后角损伤。另外,由于半月板的血管分布较少,血液流通差,除边缘性的损伤有部分可获得自愈外,其他部分损伤一般不容易修复。

1. 临床表现 半月板损伤的临床表现主要有疼痛、肿胀、关节响声和交锁现象。疼痛局限于膝关节内、外侧,影响膝关节的屈伸运动。肿胀出现于伤后几小时内,关节肿胀显著,后期肿胀不明显。

损伤当时可出现清脆的关节响声,如指弹墙声。慢性期膝关节伸屈时有响声,而且患者可自己做出。响声必须伴有关节疼痛感或交锁症状,如果不伴有疼痛或交锁无固定的角度,则不一定是半月板损伤。

交锁现象,即患者走路时,膝关节突然被"卡住",膝置于某一固定体位,既不能伸直,又不能屈曲。交锁的同时,关节有酸疼感即为膝关节交锁现象。如将膝关节稍微屈伸活动,有时可发生响音,此后交锁自解。交锁现象可以反复出现,且患者可自动做出,每次发作,膝关节都在同一体位上。

2. 治疗方法 半月板软骨撕裂的治疗,要首先了解半月板的解剖损伤情况,半月板本身并无血管损伤不宜修复,但是半月板的边缘部分通常有较好的血液供应,有一定的愈合能力。运用张氏经络收放疗法可以促进该病的恢复。

3. 张氏经络收放疗法

【处方】 木穴(梁丘),水穴(犊鼻),金穴(鹤顶),木穴(血海),水穴(阴陵泉),金穴(左太冲),木穴(右太冲),水穴(申脉),土穴(三阴交),火穴(解溪),土穴(阳陵泉),土穴(足三里),木穴(膝关),土穴(伏兔),金穴(委阳),土穴(委中)。

【方解】 木穴梁丘:在屈膝位,髂前上棘与髌骨外上缘连线上,髌骨外上缘上2寸处,为足阳明经郄穴。

水穴犊鼻:在髌韧带外侧凹陷中,属足阳明胃经。

以上二穴属足阳明胃经穴,且梁丘为胃经郄穴,二穴主治膝肿痛、下肢麻痹不遂、屈伸不利之症,用泻法以疏通足阳明经气。

金穴鹤顶:在膝上部,髌底的中点上方凹陷处,为经外奇穴,用补法,可治膝痛、足胫无力。

木穴血海:屈膝时,在髌骨内上缘上2寸,当股四头肌内侧头的隆起处,属足太阴脾经,具有活血作用,用泻法以活血止痛。

水穴阴陵泉:位于胫骨内侧髁下方凹陷处,为足太阴脾经合穴,主治膝痛。

左金右木穴太冲:位于足背第1、2跖骨结合部之前凹陷中,为足厥阴肝经输穴和原

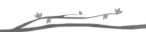

穴,用平补平泻法,可激发本经元气,主治下肢痿痹、足跗肿痛。

水穴申脉:位于外踝直下方凹陷中,属足太阳膀胱经穴,为八脉交会穴之一,通于阳跷脉,用泻法可治腰腿酸痛。

土穴三阴交:位于内踝尖上3寸,胫骨内侧面后缘,属足太阴脾经穴,与足厥阴肝经和足少阴肾经交于此穴,用平补平泻法,可平补肝、脾、肾之阴,主治下肢痿痹。

火穴解溪:位于足背踝关节横纹中央凹陷处,当姆长伸肌腱与趾长伸肌腱之间,为足阳明胃经穴,用补法,可治下肢痿痹、踝关节病。

土穴阳陵泉:位于腓骨小头前下方凹陷中,为足少阳胆经合穴、胆之下合穴、八会穴之筋会,用平补平泻法,为治疗膝关节病的要穴,可治疗膝肿痛、下肢痿痹麻木。

土穴足三里:位于犊鼻穴下3寸,胫骨前嵴外一横指处,为足阳明胃经合穴、胃之下合穴,用平补平泻法,可振奋阳明经气,益气血生化之源,具有益气、活血、止痛之功,主治下肢痿痹。

木穴膝关:位于胫骨内上髁后下方,阴陵泉穴后1寸处,属足厥阴肝经,主治膝髌肿痛、下肢痿痹。

土穴伏兔:在髂前上棘与髌骨外上缘连线上,髌骨外上缘上6寸处,为足阳明胃经穴,用平补平泻法,主治下肢痿痹、腰痛膝冷。

金穴委阳:位于腘横纹外侧端,当股二头肌腱的内侧,属足太阳膀胱经穴,为三焦下合穴,用补法,可治腰脊强痛、腿足挛痛。

土穴委中:位于腘横纹中点,当股二头肌腱与半腱肌肌腱的中间处,属足太阳膀胱经合穴、膀胱下合穴,用平补平泻法,主治腰背痛、下肢痿痹。

以上诸穴相配,补泻结合,具有益气养血、活血止痛之功,故为治疗膝关节病的主要穴位。

【操作】 木穴梁丘、水穴犊鼻、木穴血海、木穴右太冲、水穴阴陵泉、木穴膝关、水穴申脉,性质属木、属水,为放穴,故施以泻法,以疏通各经气血。

土穴三阴交、阳陵泉、足三里、伏兔、委中,性质属土,施以平补平泻法,以滋助气血。

金穴鹤顶、金穴左太冲、金穴委阳、火穴解溪,性质属金、属火,施以补法,以补气养血,通络止痛。

(六)髌下脂肪垫损伤

髌下脂肪垫损伤多因反复的膝关节挫、碰、扭引起,伤后发生水肿,逐渐表现为脂肪垫增厚、疼痛和肿胀。这种损伤多见于运动员及膝关节运动较多的人,女性发病率高于男性,属中医学"痹证"范畴。

1.临床表现 患者站立或运动时膝关节过伸,发生酸疼无力,髌韧带及其两膝眼的部位肿胀、膨隆,有压痛感。

2.治疗方法 可运用张氏经络收放疗法配合药物等其他疗法,活血散结,消肿止痛,从而达到治疗本病的目的。

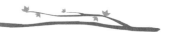

3.张氏经络收放疗法

【处方】　木穴(梁丘),水穴(犊鼻),金穴(鹤顶),木穴(血海),水穴(阴陵泉),金穴(左太冲),木穴(右太冲),水穴(申脉),土穴(三阴交),火穴(解溪),土穴(阳陵泉),土穴(足三里),木穴(膝关),土穴(伏兔),金穴(委阳),土穴(委中)。

【方解】　木穴梁丘:在屈膝位,髂前上棘与髌骨外上缘连线上,髌骨外上缘上2寸处,为足阳明经郄穴。

水穴犊鼻,在髌韧带外侧凹陷中,属足阳明胃经。

梁丘、犊鼻属足阳明胃经穴,且梁丘为胃经郄穴,二穴主治膝肿痛、下肢麻痹不遂、屈伸不利之症,用泻法以疏通足阳明经气。

金穴鹤顶:在膝上部,髌底的中点上方凹陷处,为经外奇穴,用补法,可治膝痛、足胫无力。

木穴血海:屈膝时,在髌骨内上缘上2寸,当股四头肌内侧头的隆起处,属足太阴脾经,具有活血作用,用泻法以活血止痛。

水穴阴陵泉:位于胫骨内侧髁下方凹陷处,为足太阴脾经合穴,主治膝痛。

左金右木穴太冲:位于足背第1、2跖骨结合部之前凹陷中,为足厥阴肝经输穴和原穴,用平补平泻法,可激发本经元气,主治下肢痿痹、足跗肿痛。

水穴申脉:位于外踝直下方凹陷中,属足太阳膀胱经穴,为八脉交会穴之一,通于阳跷脉,用泻法可治腰腿酸痛。

土穴三阴交:位于内踝尖上3寸,胫骨内侧面后缘,属足太阴脾经穴,与足厥阴肝经和足少阴肾经交于此穴,用平补平泻法,可平补肝、脾、肾之阴,主治下肢痿痹。

火穴解溪:位于足背踝关节横纹中央凹陷处,当踇长伸肌腱与趾长伸肌腱之间,为足阳明胃经穴,用补法,可治下肢痿痹、踝关节病。

土穴阳陵泉:位于腓骨小头前下方凹陷中,为足少阳胆经合穴、胆之下合穴、八会穴之筋会,用平补平泻法,为治疗膝关节病的要穴,可治疗膝肿痛、下肢痿痹麻木。

土穴足三里:位于犊鼻穴下3寸,胫骨前嵴外一横指处,为足阳明胃经合穴、胃之下合穴,用平补平泻法,可振奋阳明经气,益气血生化之源,具有益气、活血、止痛之功,主治下肢痿痹。

木穴膝关:位于胫骨内上髁后下方,阴陵泉穴后1寸处,属足厥阴肝经,主治膝髌肿痛、下肢痿痹。

土穴伏兔:在髂前上棘与髌骨外上缘连线上,髌骨外上缘上6寸处,为足阳明胃经穴,用平补平泻法,主治下肢痿痹、腰痛膝冷。

金穴委阳:位于腘横纹外侧端,当股二头肌腱的内侧,属足太阳膀胱经穴,为三焦下合穴,用补法,可治腰脊强痛、腿足挛痛。

土穴委中:位于腘横纹中点,当股二头肌肌腱与半腱肌肌腱的中间处,属足太阳膀胱经合穴、膀胱下合穴,用平补平泻法,主治腰背痛、下肢痿痹。

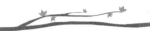

以上诸穴相配,补泻结合,具有益气养血、活血止痛之功,故为治疗膝关节病的主要穴位。

【操作】　木穴梁丘、水穴犊鼻、木穴血海、木穴右太冲、水穴阴陵泉、木穴膝关、水穴申脉,性质属木、属水,为放穴,故施以泻法,以疏通各经气血。

土穴三阴交、阳陵泉、足三里、伏兔、委中,性质属土,施以平补平泻法,以滋助气血。

金穴鹤顶、金穴左太冲、金穴委阳、火穴解溪,性质属金、属火,施以补法,以补气养血,通络止痛。

(七)髌前滑囊炎

髌前滑囊炎分为急性和慢性两种,有伴感染和不伴感染之分。本病和患者所从事的职业有关,膝关节剧烈运动,或者长时间的摩擦或压迫刺激均可造成滑囊炎,而小的创伤或潮湿环境是重要的诱发因素。一般伴有感染者,多为临近组织有感染病灶而诱发,临床上多见急性创伤性滑囊炎和慢性劳损引起的慢性滑囊炎两种。

1.临床表现　膝关节髌骨前下部出现局限性肿胀,本病有单发和双发之分,触诊膝部肿胀部位时有波动感,如髌前有硬的皮肤裂缝,多是由感染性滑囊炎感染引起。患者做患肢直腿抬高试验,若抬高后肿胀位置、大小保持不变,则肿胀不在关节内;若抬高后关节积液向髌上囊流动且变小,则肿胀在关节内。

2.治疗方法　根据中医辨证论治的原则,结合病因及诱发因素和病情,运用张氏经络收放疗法、药物疗法或手术疗法等治疗。

3.张氏经络收放疗法

【处方】　木穴(梁丘),水穴(犊鼻),金穴(鹤顶),木穴(血海),土穴(阳陵泉),金穴(左太冲),木穴(右太冲),水穴(申脉),土穴(三阴交),火穴(解溪),水穴(阴陵泉),土穴(足三里),木穴(膝关),土穴(伏兔),金穴(委阳),土穴(委中)。

【方解】　木穴梁丘:在屈膝位,髂前上棘与髌骨外上缘连线上,髌骨外上缘上2寸处,为足阳明经郄穴。

水穴犊鼻:在髌韧带外侧凹陷中,属足阳明胃经。

以上二穴属足阳明胃经穴,且梁丘为胃经郄穴,二穴主治膝肿痛、下肢麻痹不遂、屈伸不利之症,用泻法以疏通足阳明经气。

金穴鹤顶:在膝上部,髌底的中点上方凹陷处,为经外奇穴,用补法,可治膝痛、足胫无力。

木穴血海:屈膝时,在髌骨内上缘上2寸,当股四头肌内侧头的隆起处,属足太阴脾经,具有活血作用,用泻法以活血止痛。

水穴阴陵泉:位于胫骨内侧髁下方凹陷处,为足太阴脾经合穴,主治膝痛。

左金右木穴太冲:位于足背第1、2跖骨结合部之前凹陷中,为足厥阴肝经输穴和原穴,用平补平泻法,可激发本经元气,主治下肢痿痹、足跗肿痛。

水穴申脉:位于外踝直下方凹陷中,属足太阳膀胱经穴,为八脉交会穴之一,通于阳跷脉,用泻法可治腰腿酸痛。

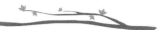

土穴三阴交:位于内踝尖上3寸,胫骨内侧面后缘,属足太阴脾经穴,与足厥阴肝经和足少阴肾经交于此穴,用平补平泻法,可平补肝、脾、肾之阴,主治下肢痿痹。

火穴解溪:位于足背踝关节横纹中央凹陷处,当踇长伸肌腱与趾长伸肌腱之间,为足阳明胃经穴,用补法,可治下肢痿痹、踝关节病。

土穴阳陵泉:位于腓骨小头前下方凹陷中,为足少阳胆经合穴、胆之下合穴、八会穴之筋会,用平补平泻法,为治疗膝关节病的要穴,可治疗膝肿痛、下肢痿痹麻木。

土穴足三里:位于犊鼻穴下3寸,胫骨前嵴外一横指处,为足阳明胃经合穴、胃之下合穴,用平补平泻法,可振奋阳明经气,益气血生化之源,具有益气、活血、止痛之功,主治下肢痿痹。

木穴膝关:位于胫骨内上髁后下方,阴陵泉穴后1寸处,属足厥阴肝经,主治膝髌肿痛、下肢痿痹。

土穴伏兔:在髂前上棘与髌骨外上缘连线上,髌骨外上缘上6寸处,为足阳明胃经穴,用平补平泻法,主治下肢痿痹、腰痛膝冷。

金穴委阳:位于腘横纹外侧端,当股二头肌腱的内侧,属足太阳膀胱经穴,为三焦下合穴,用补法,可治腰脊强痛、腿足挛痛。

土穴委中:位于腘横纹中点,当股二头肌腱与半腱肌肌腱的中间处,属足太阳膀胱经合穴、膀胱下合穴,用平补平泻法,主治腰背痛、下肢痿痹。

以上诸穴相配,补泻结合,具有益气养血、活血止痛之功,故为治疗膝关节病的主要穴位。

【操作】　木穴梁丘、水穴犊鼻、木穴血海、木穴右太冲、水穴阴陵泉、木穴膝关、水穴申脉,性质属木、属水,为放穴,故施以泻法,以疏通各经气血。

土穴三阴交、阳陵泉、足三里、伏兔、委中,性质属土,施以平补平泻法,以滋助气血。

金穴鹤顶、金穴左太冲、金穴委阳、火穴解溪,性质属金、属火,施以补法,以补气养血,通络止痛。

(八)膝关节骨关节炎

膝关节骨关节炎属于骨关节炎的一种,是由于各种原因所引起的膝关节软骨的非炎症性退行性变和关节边缘骨赘形成,临床以膝关节疼痛、活动受限和关节畸形等为主要症状表现的疾病,属中医学"骨痹"范畴。

1.临床表现　主要有膝关节疼痛、僵硬和肿胀。疼痛经常出现于行动损伤之后,如果是髌股间损伤,则上下楼梯时加重,休息后则感到关节僵硬,坐后突然起身可以导致关节剧痛,有时有滑脱感。大多成年人可出现膝关节肿胀,股四头肌萎缩,关节液不多,无局部红热现象,滑膜不增厚,膝关节周围有压痛,关节活动有轻微限制,勉强过度活动时有疼痛,活动髌骨关节有疼痛。

2.治疗方法　根据中医辨证论治的原则,结合病因及诱发因素和病情,运用张氏经络收放疗法、药物疗法等治疗。

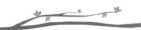

3.张氏经络收放疗法

【处方】 木穴(梁丘),木穴(血海),水穴(犊鼻),金穴(鹤顶),金穴(左太冲),木穴(右太冲),水穴(申脉),土穴(三阴交),火穴(解溪),土穴(阳陵泉),水穴(阴陵泉),土穴(足三里),木穴(膝关),土穴(伏兔),金穴(委阳),土穴(委中)。

【方解】 木穴梁丘:在屈膝位,髂前上棘与髌骨外上缘连线上,髌骨外上缘上2寸处,为足阳明经郄穴。

水穴犊鼻:在髌韧带外侧凹陷中,属足阳明胃经。

以上二穴属足阳明胃经穴,且梁丘为胃经郄穴,二穴主治膝肿痛,下肢麻痹不遂,屈伸不利之症,用泻法以疏通足阳明经气。

金穴鹤顶:在膝上部,髌底的中点上方凹陷处,为经外奇穴,用补法,可治膝痛、足胫无力。

木穴血海:屈膝时,在髌骨内上缘上2寸,当股四头肌内侧头的隆起处,属足太阴脾经,具有活血作用,用泻法以活血止痛。

水穴阴陵泉:位于胫骨内侧髁下方凹陷处,为足太阴脾经合穴,主治膝痛。

左金右木穴太冲:位于足背第1、2跖骨结合部之前凹陷中,为足厥阴肝经输穴和原穴,用平补平泻法,可激发本经元气,主治下肢痿痹、足跗肿痛。

水穴申脉:位于外踝直下方凹陷中,属足太阳膀胱经穴,为八脉交会穴之一,通于阳跷脉,用泻法可治腰腿酸痛。

土穴三阴交:位于内踝尖上3寸,胫骨内侧面后缘,属足太阴脾经穴,与足厥阴肝经和足少阴肾经交于此穴,用平补平泻法,可平补肝、脾、肾之阴,主治下肢痿痹。

火穴解溪:位于足背踝关节横纹中央凹陷处,当踇长伸肌腱与趾长伸肌腱之间,为足阳明胃经穴,用补法,可治下肢痿痹、踝关节病。

土穴阳陵泉:位于腓骨小头前下方凹陷中,为足少阳胆经合穴、胆之下合穴、八会穴之筋会,用平补平泻法,为治疗膝关节病的要穴,可治疗膝肿痛、下肢痿痹麻木。

土穴足三里:位于犊鼻穴下3寸,胫骨前嵴外一横指处,为足阳明胃经合穴、胃之下合穴,用平补平泻法,可振奋阳明经气,益气血生化之源,具有益气、活血、止痛之功,主治下肢痿痹。

木穴膝关:位于胫骨内上髁后下方,阴陵泉穴后1寸处,属足厥阴肝经,主治膝髌肿痛、下肢痿痹。

土穴伏兔:在髂前上棘与髌骨外上缘连线上,髌骨外上缘上6寸处,为足阳明胃经穴,用平补平泻法,主治下肢痿痹、腰痛膝冷。

金穴委阳:位于腘横纹外侧端,当股二头肌腱的内侧,属足太阳膀胱经穴,为三焦下合穴,用补法,可治腰脊强痛、腿足挛痛。

土穴委中:位于腘横纹中点,当股二头肌腱与半腱肌肌腱的中间处,属足太阳膀胱经合穴、膀胱下合穴,用平补平泻法,主治腰背痛、下肢痿痹。

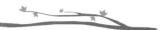

以上诸穴相配,补泻结合,具有益气养血、活血止痛之功,故为治疗膝关节病的主要穴位。

【操作】 木穴梁丘、水穴犊鼻、木穴血海、木穴右太冲、水穴阴陵泉、木穴膝关、水穴申脉,性质属木、属水,为放穴,故施以泻法,以疏通各经气血。

土穴三阴交、阳陵泉、足三里、伏兔、委中,性质属土,施以平补平泻法,以滋助气血。

金穴鹤顶、金穴左太冲、金穴委阳、火穴解溪,性质属金、属火,施以补法,以补气养血,通络止痛。

六、痿证

痿证是指由外感或内伤等原因引起的,以精血受损、肌肉筋脉失养为主要病机,临床以肢体弛缓、软弱无力,甚至日久而致肌肉萎缩或瘫痪的一种病证,亦有称为"痿病"者。痿即指肢体痿弱,肌肉萎缩,凡手足或其他部位的肌肉痿弱无力,弛缓不收者均属痿病范畴。因本病多发生在下肢,故又有"痿躄"之称。

现代医学中的感染性多发性神经炎、运动神经元病、重症肌无力、肌营养不良等病及外周神经损伤所致的肌萎缩,符合本病症状特征者,可参考本病辨证论治。

本病在辨证过程中,要注意辨虚实和辨脏腑。凡起病急,发展较快,肢体力弱,或拘急麻木,肌肉萎缩尚不明显,属实证;而起病缓慢,渐进加重,病程长,肢体弛缓,肌肉萎缩明显者,多属虚证。发生于热病过程中,或热病之后,伴咽干咳嗽,病变在肺;若面色萎黄不华,食少便溏者,病变在脾胃;起病缓慢,腰脊酸软,遗精耳鸣,月经不调,病变在肝肾。

张氏经络收放疗法治疗痿证的方法如下。

1. 收放血气疗法

(1)收放骨血:对于男性患者,在踝关节外踝下和内踝下重按3下为收骨血,轻按4下为放骨血;对于女性患者,在踝关节外踝下和内踝下轻按3下为收骨血,重按4下为放骨血。

(2)收放筋血:对于男性患者,在跟腱两侧重按2下为收筋血,轻按4下为放筋血;对于女性患者,在跟腱两侧轻按2下为收筋血,重按4下为放筋血。

2. 经络收放疗法

【处方】 金穴(膻中),水穴(中脘),土穴(足三里),木穴(梁丘),土穴(伏兔),火穴(解溪),土穴(冲阳),木穴(下廉),土穴(阳陵泉),金穴(左环跳),木穴(右环跳),木穴(悬钟),水穴(阴陵泉),水穴(申脉),土穴(委中),金穴(左殷门),木穴(右殷门),水穴(中枢),木穴(至阳),金穴(复溜),木穴(照海)。

【方解】 金穴膻中:位于两乳头连线与前正中线的交点处。

水穴中脘:在脐与胸剑联合连线的中点处。

以上二穴同属任脉,膻中为心包募穴和八会穴之气会,中脘为胃之募穴和八会穴之腑会,此二穴可调节任脉经气,任脉为阴脉之海,故具有养阴益气、调和六腑之功。

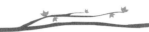

土穴足三里:在犊鼻穴下 3 寸,胫骨前嵴外一横指处。

木穴梁丘:当屈膝时,在髂前上棘与髌骨外上缘连线上,髌骨外上缘上 2 寸。

土穴伏兔:在髂前上棘与髌骨外上缘连线上,髌骨外上缘上 6 寸。

火穴解溪:位于足背踝关节横纹中央凹陷处,当踇长伸肌腱与趾长伸肌腱之间。

土穴冲阳:在足背最高处,当踇长伸肌腱和趾长伸肌腱之间,足背动脉搏动处。

以上五穴同属足阳明胃经,且足三里为足阳明胃经合穴和胃之下合穴,梁丘为足阳明胃经郄穴,伏兔可治下肢痿痹,解溪为足阳明胃经经穴,主治下肢痿痹、垂足等病,冲阳为足阳明胃经原穴,主治足痿无力。

以上诸穴,可调节足阳明经气,振奋后天脾胃气血生化之源,共治下肢痿软无力,体现了"治痿独取阳明"之义。

木穴下廉:在阳溪穴与曲池穴连线上,肘横纹下 4 寸处,属手阳明大肠经,可疏通大肠经气,亦体现了"治痿独取阳明"之义。

土穴阳陵泉:在腓骨小头前下方凹陷中。

木穴悬钟:位于外踝高点上 3 寸,腓骨后缘。

左金右木穴环跳:侧卧屈股,当股骨大转子高点与骶管裂孔连线的外1/3与内2/3交界处。

以上四穴同属足少阳胆经,且阳陵泉穴为足少阳胆经合穴、胆之下合穴、八会穴之筋会,主治膝肿痛、下肢痿痹麻木等;悬钟穴为八会穴之髓会,主治下肢痿痹;环跳穴主治腰髋关节疼痛、下肢痿痹、半身不遂等。由于足少阳胆主枢机,以上三穴可通胆经之气,调理气机而治疗下肢痿弱不用。

水穴阴陵泉:位于胫骨内侧髁下方凹陷处,属足太阴脾经,为足太阴脾经合穴本穴与阳明经穴相配,促进脾胃气血生化之源。

水穴申脉:位于外踝直下方凹陷中。

土穴委中:位于腘横纹中点股二头肌腱与半腱肌肌腱的中间。

左金右木穴殷门:位于承扶穴与委中穴的连线上,承扶穴下 6 寸。

以上三穴同属足太阳膀胱经,申脉为八脉交会穴,通于阳跷脉;委中为足太阳膀胱经合穴、膀胱下合穴,主治下肢痿痹;殷门主治腰痛、下肢痿痹,以上三穴同用,疏通太阳膀胱经气以治下肢痿痹。

水穴中枢:在后正中线上,第10胸椎棘突下凹陷中。

木穴至阳:在后正中线上,第7胸椎棘突下凹陷中。

以上二穴同属督脉,督脉为阳脉之海,总督一身阳气,与任脉经穴相配,调理脏腑阴阳,可补肝肾之阴、温肾中之阳,而肝主筋,肾主骨,以收治疗痿痹之功。

金穴复溜:在太溪穴上 2 寸,当足跟腱的前缘。

木穴照海:位于内踝高点正下缘凹陷处。

以上二穴同属足少阴肾经,照海为八脉交会穴,通于阴跷脉,二穴补肾中阴阳,疏通足少阴肾经,从而治疗腰脊强痛、下肢痿痹等。

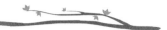

以上诸穴,木、火、土、金、水五行相配,相互滋生,又相互制约,共同起到治疗痿痹的作用。

【操作】 金穴膻中、金穴复溜、金穴左殷门、金穴左环跳、火穴解溪,性质属金、属火,为收穴,施以补法。

木穴梁丘、木穴下廉、木穴悬钟、木穴右殷门、木穴右环跳、木穴至阳、木穴照海、水穴中脘、水穴阴陵泉、水穴申脉、水穴中枢,性质属木、属水,为放穴,施以泻法。

土穴足三里、伏兔、阳陵泉、冲阳、委中,性质属土,为生长之穴,施以平补平泻法。

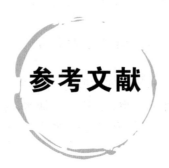

参考文献

[1]张喜钦,张聪敏,张坤.张氏经络收放疗法[M].郑州:河南科学技术出版社,2022.

[2]谢忠礼,张喜钦.经络收放疗法理论与临床[M].郑州:河南科学技术出版社,2015.

[3]梁繁荣,王华.针灸学[M].5版.北京:中国中医药出版社,2021.

[4]赵吉平,李瑛.针灸学[M].4版.北京:人民卫生出版社,2021.

[5]孙国杰.针灸学[M].2版.北京:人民卫生出版社,2011.

[6]孙广仁.中医基础理论[M].北京:中国中医药出版社,2007.

[7]周仲瑛.中医内科学[M].第2版.北京:中国中医药出版社,2007.

[8]孙国杰,盛灿若.针灸学[M].上海:上海科学技术出版社,2014.

[9]张喜宽.中医传承:张氏经络收放疗法精要[M].长春:吉林科学技术出版社,2017.